阅读心理治疗5

音乐的精神分析

第二版

邱鸿钟 编著

The Musical Psychoanalysis

暨南大学出版社
JINAN UNIVERSITY PRESS

中国·广州

图书在版编目（CIP）数据

音乐的精神分析/邱鸿钟编著．—2版．—广州：暨南大学出版社，2014.8
（阅读心理治疗）
ISBN 978-7-5668-1097-7

Ⅰ．①音… Ⅱ．①邱… Ⅲ．①精神疗法—普及读物
Ⅳ．①R749.055-49

中国版本图书馆CIP数据核字（2014）第166761号

出版发行：暨南大学出版社

地　址：中国广州暨南大学
电　话：总编室（8620）85221601
营销部（8620）85225284　85228291　85228292（邮购）
传　真：（8620）85221583（办公室）　85223774（营销部）
邮　编：510630
网　址：http：//www.jnupress.com　http：//press.jnu.edu.cn

排　版：广州市天河星辰文化发展部照排中心
印　刷：深圳市新联美术印刷有限公司

开　本：890mm×1240mm　1/32
印　张：4.875
字　数：136千
版　次：2006年3月第1版　2014年8月第2版
印　次：2014年8月第2次
印　数：6001—9000册

定　价：20.00元

总　序

阅读治疗（bibliotherapy）源于古代，流行于现代。什么叫作阅读治疗？就是指通过阅读文学作品，达到修身养性、建立新的认知、调节情绪、重塑行为模式等目的的一种心理治疗方法。阅读疗法的最大特点是：治疗目的藏而不露，治疗过程潜移默化，治疗方法温文尔雅。

阅读治疗，无论是在东方还是西方，都有悠久的发展历史，关于阅读治疗的原理、方法和各家学说广泛见于哲学、文学、艺术和心理学等各种著作之中。为什么文学作品具有改变认知、调节情绪、塑造行为、医治心理障碍的作用呢？这与人是一个符号的动物的本性有关。所谓“心生而言立，言立而文明”，人是唯一通过语言拥有世界的动物；也是一种可以用符号引发情感，用符号开放内心世界，通过语言社会化，对符号崇拜敬畏，用符号互动交流，可以通过符号医治心灵之伤的动物。在人类学家看来，语言等人类文化是人类弥补生物器官不足，适应环境的一种“体外器官”。神话、童话、寓言、诗歌、散文、小说等文学形式在人类历史上各有自己的起源和表达精神世界的不同功能。古人曰：“书者，舒也。”“诗言志，歌永言。”“诗者，持也，持人性情。”“言以散郁陶。”可见，文学作品是一种引发欣赏者的认知与情感共鸣的触发剂或媒介。明代哲人王守仁对此就很有体验，他说：“凡歌诗，须要整容定气，清朗其声音，均审其节调，毋躁而急，毋荡而嚣，毋馁而慑。久则精神宣畅，心气和平矣。”（《王文成公全书》）可见，作者倾注于作品中的认知和情感，在阅读者或欣赏者的理解、移情和阐释中又被重建出来。

文学即人学和心学：它们透视人生和社会，描写人对自然美的感知和体验，抒发、宣泄和寄托人内心的情志，替代现实生活中未能实现的愿望的满足。清代文人李渔总结了自己的人生经验，说：“文字之最豪宕，最风雅，作之最健人脾胃者，莫过填词一种……予生忧患之中，处落魄之境，自幼至长，自长至老，总无一刻舒眉。惟于制曲填词之顷，非但郁借以舒，愠为之解，且尝僭作两间最乐之人，觉富贵荣华，其受用不过如此。未有真境之为所欲为，能出幻境纵横之上者。”（《闲情偶寄》）可见，创作与阅读文学作品是人类满足自己任何愿望和实现任何梦想的一种伟大的发明。

文学作品还具有认知同化和启迪顿悟的作用，以及改造人格的力量。如清代梁启超认为小说具有四种心理作用：其一是熏陶，即人在读小说时，“在不知不觉之间，眼识为之迷漾，而脑筋为之摇扬，而神经为之营注；今日变一二焉，明日变一二焉；刹那刹那，相断相续；久之而此小说制境界，遂入其灵台而据之，成为一特别之原质之种子”（《小说与群治之关系》）；其二是“浸”，即人在读完小说后，往往数日或数旬还不能释怀，或有余恋余悲，或有余快余怒等，这是文学作品的情绪调动作用；其三是激发顿悟，即小说情节或故事像禅宗一样，皆借刺激之力，在刹那间激发人骤觉；其四是超脱提升，读小说者常不自觉地将自己融入情节之中，与书中的主人翁同乐同悲，好似此身已非我有，而入彼界，好似佛法修行一般。

阅读治疗效应的关键在于文本所富含的哲理和人生启迪的意义。优秀的文学作品好比一个好的心理医生，阅读和聆听一篇好的文学作品就好比享受一次清心醒脑的心理咨询。神经心理学的知识告诉我们，阅读过程可以通过精神—神经—内分泌通路引发阅读者的血管收缩和舒张，某些神经递质释放的增加等生理反应，引导阅读者认识自我，鼓舞意志，移情共感，增进对自然和生活的审美情感，帮助释放不良情绪，转移对自身痛苦的注意，从而达到平衡心理、减轻精神痛苦的目的。

根据文学作品的主题和心理治疗的目的，本丛书共分五册，各册主题和内容分别是：

《大自然是一间疗养院》分册首先介绍了阅读疗法的发展源流、基本原理和应用方法，讨论了不同文学体裁的心理效应。因为人是一个复杂的符号动物，所以，阅读疗法是一种最符合人性本质的心理治疗方法。本册阅读材料以自然山水为主题。孔子说："仁者乐山，智者乐水。"对日月、山川大海、风霜雪雨、树木花草、虫鱼鸟兽等自然景物的喜好倾向不仅可以反映人的性格和情感的特点，而且春夏秋冬四季物候更替变化本身就是人类生理和心理自然节奏的本源，大自然的景象和变化有助于身陷自我羁绊的人触类旁通，茅塞顿开。当一个人在面对宇宙自然的时候，最容易触景生情，百感交集。这也许是人生中最真挚的时刻，因为可能此时他才知道人来源于自然，也必将终结于自然，人在自然面前是多么渺小，真的没有哪些可以让人得意忘形的所谓成功和发展的极限。正如《黄帝内经》中云："天之道也，如迎浮云，若视深渊，视深渊尚可测，迎浮云莫知其极。"许多现代人活得浮躁，一味奔劳而不知欣赏，实在辜负造物主馈赠给人类的良药。我相信，欣赏自然、热爱自然、顺应自然是人类进化中形成的健康心理。

《人生是一首未完成的诗》分册的阅读材料是关于如何面对挫折、逆境和病患，正确认识现实和自我等人生问题的。人虽然是一种动物，却是一种很特别的动物，即一种会不断向自己和别人发问，不断追寻自身存在的意义与目的的动物。尤其在遭受病患或挫折，处于逆境或低谷时，这些发问似乎更加挥之不去。乐观的和洞察人生真谛的作家告诉我们，人生不是一个目的，而是一个有限的过程，即使你能活一百岁，总的人生也不过是36 000天或1 740 000小时，过完一天就少了一天，就离死亡的日子靠近一点。事实上，无论你的学问多高，官职多大，财产有多丰厚，最后都是带不走的；不管你吃什么，住在哪里，都只是让这有限的生命有一个地方安歇或寄存而已。虽然这个道理并不深奥，可正是一些无止境的欲望和攀比，让许多人自卑、自大，或者是焦虑不安、恐惧或抑郁。如果我们能知足常乐，记住尘世就是唯一的天堂，幸福就是活得有意义的话；如果我们能接受自己的缺陷和不完美，能将自卑作为一种动力，将生活当作体验各种味道的菜肴的话；如果我们能将人生当作一首不断创造和书写历史与意义的诗歌的话，那么，我相信，我们的人生天地就会焕然一新。

《习惯铸造人格》分册的阅读材料是关于如何从日常生活习惯和小事入手来培养人格的。行为主义认为，内在的心理的东西既不好捉摸，也不是实际被展现出来的。因此，行为主义主张放弃心理学的思辨，将心理学解释为行为的科学。行为主义只承认人在结构上的遗传，而否认功能上的遗传；所有复杂的行为都是来自后天的学习和训练。所谓人格，就是一个人生活习惯和反应方式的总和，生活习惯的养成就是人格塑造的过程。参加劳动、与别人聊天、阅读书籍、休闲、养宠物、做家务、散步等习惯和爱好无一不对人的性格带来潜移默化的影响。现代人为什么很忙碌，也许是因为怕闲！因为闲下来无所事事，没有精神寄托，感到没有社会价值，这是一种比丢失财产更伤心的精神丧失，是一种精神的死亡。事实上，如《中庸》中所说："君子之道，费而隐。""道不远人，人之为道而远人，不可以为道。"如果所有孩子的家长明了对子女的教育，培养良好的性格，预防和矫治不良的行为，甚至是心理疾病的矫治、传授做人的方法都不能远离普通的日常生活这个道理，就不会对孩子娇生惯养，就不必等待迟来的心理医生的咨询与治疗。其实，心理医生那里并没有什么灵丹妙药、神仙秘方。所谓“授人以鱼不如授人以渔”，如果我所有的来访者和神经症患者明白了这个带病生存、为所当为的生活疗法的道理，那就彻底开悟，自愈有望了。

《挖掘你的快乐之泉》分册的阅读材料是关于如何理解快乐，如何寻找快乐之法的。虽然追求快乐是潜意识心理活动中铁的规律，但许多有心理问题和患有抑郁症等心理疾病的人都快乐不起来。他们为何快乐不起来？快乐的铁律为何失灵？帮助我们的来访者快乐起来，这也许是所有心理咨询与心理治疗的最终目的。面对人生中不快乐的事，宗教叫人宽恕自己与别人，药物将自己变成病人，而只有心理医生叫你自己审视自己。事实上，是自己不让自己快乐！静心想一想，如果你想要快乐，就没有不能立刻快乐起来的，只是你要找对方向！如果你认为是别人或者是某些刺激事件让你不快乐，那你就是将快乐建立在别人身上或外归因了。六祖慧能对那些修行多年仍然痴迷不悟的信徒说“佛心不二”，真是一语道破天机。佛在自心，不在西方圣地，人只有到自己心里去找快乐，才能找到真乐！那些凡事只往坏处想的人，那些低估正性信息、选择负性关注、以偏概全、不公平地比较、主观推断的人，如果不能意识到正是这些非理性的思维习惯让自己快乐不起来，那他是无药可医的。快乐无定法。快乐是没有条件的，快乐的感觉永远是自己的。快乐的人并不是特别走运，而是他更善于在平凡的生活中发现快乐。尘世乃唯一的快乐天堂。卖菜乐，回忆乐，无知也有不知的轻松，快乐是每一个人天赋的权利，问题在于我们是否能发掘自己的快乐之泉。

《音乐的精神分析》分册的阅读材料是关于音乐演奏和欣赏体验的。音乐是人类发明的另一种用时间展现和用想象思维的语言，有助于表达人不能言语又不能缄默的复杂情感，是治疗情志疾病的最古老的方式。音乐具有动荡血脉、通畅精神、道德感化、促进人际交往和团队精神的社会化等多方面的作用。本册首先介绍了音乐心理治疗思想的源流、音乐治疗的原理、中医音乐治疗等各家学说；其次介绍了一些音乐治疗的故事和接受音乐治疗所获得的身心感悟。《论语·述而》记载，当时的孔子在齐国听到美妙的音乐《韶》之时，竟然“三月不知肉味”，可见音乐的魅力。聆听莫扎特的音乐，流畅抒情，诚挚明朗，充满青春活力；聆听贝多芬的音乐，热情磅礴，充满想象，具有英雄气概；再聆听舒伯特、门德尔松、舒曼、李斯特的音乐，清澈如镜，诗情画意……音乐为人类相思的苦恋建造了一座迷人的伊甸园，为失落的灵魂找到了一座神庙，为孤寂的单身找到了一处呐喊的窗口；音乐可以升华压抑喷发的爱欲，赋予人精神力量，宣泄痛楚的情绪，表达无言的情结，聚积团队的精神。

各分册虽相对独立，但我还是建议读者从第一分册读起，先了解阅读疗法的一般知识和方法，再根据自己的实际需要，选择合适的主题深入阅读。如果读者能边读边写心得体会和落实于行动的日记，那将留下一串心理发展的珍贵足迹。

俗话说得好：开卷有益，读万卷书，行万里路。人是世界上独一无二的具有阅读能力的生灵。我期待广大读者能将自己的读书体会和行动经验与我分享。笔者永远不变的电子邮箱是：hzqiu@163.com。

邱鸿钟

第二版前言

本丛书于2006年出版第一版，一晃就过去整整八个年头了。在这些年间，世界风云变幻，社会变革大潮跌宕起伏，时移俗易，正如唐代诗人韦庄诗曰："但见时光流似箭，岂知天道曲如弓。"虽说世间如此动荡不安，但我很高兴地看到，我们这些凡夫俗子对待文学阅读的热情并没有因此减弱，第一版印刷的丛书早已销售一空，许多在旧书市场也无法淘到宝的读者早就渴望再出第二版。一位不知名的读者在给我的邮件中写道："您的书写得真好！读了《人生是一首未完成的诗》、《习惯铸造人格》之后，我受到很大的触动。我觉得真的很有必要对周围的人或事进行更多的关注，更好地体会生活的情趣和生命的生机。"还有一位读书爱好者在邮件中不无幽默地这样写道："呵呵，我不是一个有心理问题的人，只是偶然的机会在图书馆看到了您的书，它融合了很多哲学的思想和散文的浪漫，阐发了生命的意义与存在的情怀——它是一部好书！"我相信，书的价值体现在市场，书的评价靠读者，阅读疗法的实际疗效由读者说了算！

当然，并不是所有的文学作品都具有心理治疗的作用，只有那些引导人看到光明、洞察人生真谛的优秀作品才具有这个荣耀的资格。这也是我们需要选编本丛书的理由。在这里，我与我的来访者、患者要特别感谢那些为我们写作出优秀作品的作者，尽管我们从未谋面，但你们在作品中表达的某种精神已经成为卫生服务市场上交口称赞的良药，这不仅是你们的荣誉，也是我们这个时代患者的幸运。正像民国时代我国有了鲁迅这样的民族大医一样，现代人非常需要有良心善意、脊骨强健、思想纯正、技艺精湛，能医治灵魂顽疾的文学大医！需要扶正祛邪、药到病除、助人自助，令人茅塞顿开的苦口良药！

在历史上，用阅读文学作品或聆听故事等类似的方法医治心理疾病的典型案例不胜枚举，但闻名世界的莫过于《一千零一夜》的故事了。那位聪明的桑鲁佐德姑娘用讲述接龙故事的方法最终治愈了苏丹国王的心理变态。然而，在现代中国，真正将优秀的文学作品变成可以实用的临床心理治疗处方的做法并不多见。我们要特别感谢暨南大学出版社以极大的热诚推行的这套《阅读心理治疗》丛书，这使那些从我的心理诊室离开的来访者终于可以带一些“没有副作用的药”回家了。

知识就是力量，但我们只有通过阅读才能获得知识！

邱鸿钟

农历甲午年二月春分

于羊城白云山鹿鸣湖畔

目 录

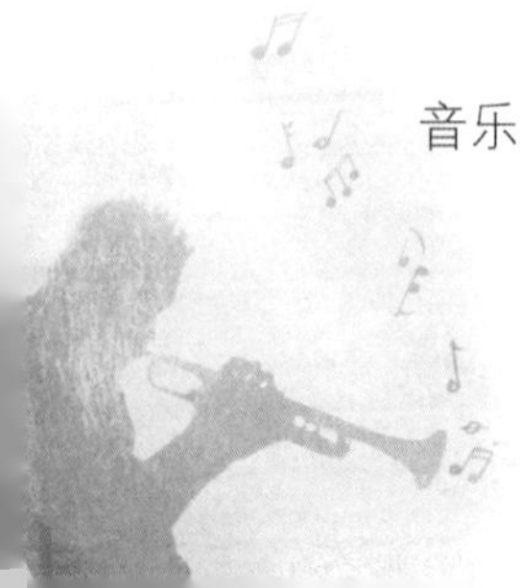

音乐治疗的源流

音乐治疗（music therapy）是一种借音乐陶冶性情、舒解情绪，或借音乐表现自我、提升自我的心理治疗方法。音乐治疗起源于远古，原始人用人声或乐器来模仿和再现自己在自然界中听到的声音，是人类试图使自己的行为与环境协调一致的最早的一种尝试，这种模仿和再现逐渐成为一种有组织、有意义的表达方式或象征。

在人类尚处于童年时代的相当长一段时间内，医治疾病主要是巫医的职能。《说文解字》里解释道："巫，祝也，女能事无形以舞降神者也。象人两袖舞形。"巫医在给病人施加影响的过程中均使用乐器，通过发出单调而无休止的音乐并伴以舞蹈来表现他控制病魔的神秘力量。音乐和舞蹈是古人与神沟通的手段，凡遇大旱，皇帝率众人用盛乐和舞蹈来祈求甘霖。古人以为神愉悦才会使雨降临人间，这在今天可以理解为：人只有相信奇迹，振奋精神，才能战胜疾病和自然灾难。5 000 年以前，埃及病人都向鹰头人身的贺鲁斯神求医，因为他有用药材制成的竖琴和符咒。那把具有治病救人魔力的竖琴慢慢演变成今天医生处方上的℞符号。有趣的是，希腊人祀奉的太阳神阿波罗（Apollo）既是医神，也是音乐神。希腊人相信和谐与优美的音乐是神的智慧，是一种超自然的力量，是人神之间交流的一种手段。在古代世界的许多地方，医治疾病的仪式中常常伴有一种具有空灵感的祈祷神的音乐，它在客观上给病人营造了一种放松的和怀有希望的心境；而那种载歌载舞的狂欢式的宗教仪式也在生理和心理上为人们提供了一个发泄情绪的出口。

古希腊的柏拉图和亚里士多德是提倡音乐治疗的先驱。他们认为情绪失控的病人听了音乐后首先会心醉神迷，然后情绪被净化，最后神智恢复正常状态；认为拨浪鼓有助于儿童发泄有破坏性的能量。据说当时的医生还专门为情绪紊乱的病人谱写或选定音乐曲目。数学家毕达哥拉斯还最早把运用音乐治疗精神病人的实践称为“音乐医学”，并且还具体地分出治疗情欲、忧郁、愤怒等心理问题的音乐旋律与歌曲。

音乐最早是人类抒发情感和需求的一种方式，如《乐记·乐象篇》中说：“诗，言其志也；歌，咏其声也；舞，动其容也；三者本于心，然后乐器从之。”从《诗经》等古籍中记载的内容来看，“男女有所怨恨，相从而歌。饥者歌其食，劳者歌其事”是一种普遍的现象。广义上，把音乐应用于调节人们的心理和社会行为，已有悠久的历史了。相传虞舜发明了五弦琴，并创作了《南风》这首歌，他想用琴声和歌声来消除子民心中的压抑和不快。据《礼记·乐记》上说，先圣创作《雅》、《颂》一类的乐曲都是为了使人得到快乐而又不至于放荡，激发人的仁厚之德而不至于有邪恶之心。人若有了平易、正直、慈爱和体谅之心，就会感到愉悦和内心平和，而内心平和生命就能长久。所以，从事音乐活动是有益于修身养性、延年益寿的。

《吕氏春秋·古乐篇》中记载，传说中远古部落首领朱襄氏治理天下的时候，风多而阳气过剩，万物散落解体，果实不成，于是朱襄氏命臣子创造出五弦瑟，用来引导阴气，调和阴阳，安定众生。而另一个叫陶唐氏的部落所在地则阴气过剩，阳气阻塞不通，百姓精神抑郁，气血不畅，筋骨蜷缩不舒，所以他们创造出舞蹈而加以宣泄。在古代，诗、歌、舞三者常常是联系在一起的，《乐记·师乙篇》中说：“歌之为言也，长言之也。说之，故言之。言之不足，故长言之；长言之不足，故嗟叹之，嗟叹之不足，故不知手之舞之，足之蹈之也。”从这个意义上说，音乐疗法其实是融语言表达、情绪宣泄和身体运动于一体的综合疗法。

古人很早就知道什么样的人应该听什么样的音乐或唱什么样的歌曲。子贡去见乐官，请教自己应该唱什么样的歌曲为好，乐官回答，一般来说，宽厚沉静、柔和正直的人适合唱《颂》(注：颂者，宗庙之乐歌)，开朗而安静、畅达而诚信的人适合于唱《小雅》(注：雅者，正乐之歌。正小雅，燕飨之乐也；正大雅，会朝之乐)，正直清廉而谦虚者适合唱《风》（注：风者，民俗歌谣之诗)，爽直慈爱的人适合唱《商》，温良而果断的人适合唱《齐》。可见，唱歌就是抒发自己的性情，表达自己的德行的过程。

欣赏音乐能使人流连忘返、废寝忘食，可见它的魅力十足。据说孔子在齐国听到《韶》的乐曲，三月竟不知肉味。他感叹说：“不图为乐之至于斯也。”（《论语·述而》）他称赞《韶》“尽美矣，又尽善”（《论语·八佾》）。《论语》中有专论古时乐舞的篇章，孔子认为，仁是礼、乐的根本。孔子提倡君子要经常温习音乐，“如果三年不为乐，乐必崩”（《论语·阳货》）。

把音乐应用于临床治疗很早就见于文献记载。如，明代有一士子患有幽忧之疾，退而闲居，药疗一直不能奏效。后来受朋友的影响去学习琴艺，久而久之也爱上了弹琴，不知不觉间竟忘记疾病缠身。其实，对于心理疾病，药物治疗只能攻其疾之聚，而不如音乐能和其心之所不平。心而平，不和者和，则疾病自愈。[①]

在中世纪，阿拉伯人继承了希腊医学的许多传统，其中包括运用长笛治疗精神病人。他们认为，长笛产生的声音振动可以促进血液循环，有助于坐骨神经痛等疾病的康复。那时的牧师已深知音乐对人的灵魂的巨大影响，教堂里的那些音乐无疑增加了神圣的气氛，把祈祷中的人置于不可抗拒的精神境界中，而牧师会有意识地运用这种影响。16世纪有一位著名的外科医生叫Ambroise Paré，他认为医疗技术再成熟也不能完全治好一些心理疾病。因此，他提倡在病

① 解缙等：《永乐大典》（第1165卷）。

人的恢复期使用音乐，坚信美的欣赏所具有的治疗价值。那时的人们甚至把跟随音乐狂舞当作治疗疾病的唯一方法。

据文献记载，1737 年，当时在位的西班牙国王菲利浦五世患有严重的抑郁症，终日不理国家大事。在百药无效的情况下，王后召请了当时最知名的意大利歌唱家法里纳利（Farinelli）进宫，让他在国王的邻室里演唱，希望用感人的音乐来打动萎靡不振的国王。当感人的歌声飘进国王的耳朵后，国王渐渐从沮丧中振作起来，经过一段时间，他终于恢复了治理国家的活力。据说，此后法里纳利成为国王的私人歌手，在菲利浦五世去世前的十年里，他每天晚上都为国王演唱相同的四首歌。18 世纪的英国，有一位叫理查德·勃拉克尔斯基（Richard Bracklesky）的医生用音乐疗法治愈了一位绅士的抑郁症。这位绅士在战场上失去了两个儿子，这使他受到了极大的打击，陷入了极度的忧郁中，他一度绝食并拒绝同别人交谈。在药物疗法一筹莫展的时候，医生了解到他过去喜欢弹竖琴，于是，决定请他的一位朋友为他演奏竖琴，经过一段时间，柔美的音乐终于打开了他紧锁的心灵，慢慢地，医生鼓励他自己演奏，让陪伴他的亲戚朋友充当他的听众，并引导他谈论一些日常琐事。不久，这位病人就开始进食、服药，最后完全恢复了健康。

在 18~20 世纪，关于音乐治疗的生理和心理效应的研究报告逐渐增多，许多医生把音乐运用于各种病人的治疗实践之中，一些医生甚至开始尝试总结音乐治疗的原则。20 世纪 40 年代，美国密歇根州就成立了音乐治疗学会；1946 年，堪萨斯州立大学开设了音乐疗法专科。1950 年，美国成立了全国性的音乐治疗协会，音乐治疗逐渐发展成为一种世界流行的心理治疗手段。许多著名演奏家的歌曲和音乐磁带被用于心理治疗的实践中，关注音乐治疗的学术组织和著作、专为那些因生理或心理原因失去社交能力的人提供娱乐的“康复唱片社”之类的机构层出不穷，音乐治疗协会也已成为世界心理咨询机构中的一部分。据统计，专门从事音乐对人体生理影响功效研究的机构在全世界有上百家。至于运用音乐于医院手术等实践场合的则不胜枚举。更为可喜的是，音乐、卡拉 OK、家庭舞会已成为群众喜闻乐见的娱乐活动，音乐已成为人类社会生活和精神世界中不可缺少的朋友。

音乐治疗的原理

◆原理的图解

心理问题	精神表现形式	解决方式	作用机制	功效
在现实中“自我实现”受到压抑	梦 艺术 神经症	创作 演奏 欣赏	投射 抒发 移情 顿悟	表达不能言又不能缄默的情感 以虚代实 以假作真 以幻寓真

◆ 音乐治疗的生理心理效应

《礼记·乐记·乐言》中在肯定了人的感情受外界刺激发生变化的生理规律的基础上，发现了音乐作为一种刺激物使人心感动的生理、心理效应，即细微、急促的音乐使人感到忧郁，宽和平缓、曲调曲折而节奏徐缓的音乐使人感到康乐，激烈勇猛、奋发昂扬的音乐使人刚毅，正直、端庄、真诚的音乐使人肃敬，宽畅圆润、流利和顺的音乐使人慈爱，邪恶、疾速、放纵的音乐使人变得淫乱。

古代先贤发明音乐和制定礼乐制度就是为了顺应人的天性，使人体内的阴阳协调，刚柔相济，流畅平衡，各得其所。通过学习音乐，深入体会音乐的意蕴风采，进而塑造人的仁厚之德。所谓“乐以治心，则易直子谅之心油然而生矣”，就是说音乐是平易、正直、慈爱和体谅之心的温床。

从现代乐理来看，音乐治疗的效应在于它的音频、力度、音色和音程等音乐成分和乐思对人生理和心理的影响。如，快速的音频振动具有使神经兴奋或紧张的作用，而缓慢的音频振动则具有松弛神经与肌肉的作用；洪亮与高昂的力度给人以鼓舞前进、强壮有力的感觉，而柔和的力度则使人感到亲切友好和温馨；花腔女高音的旋律使人感到绚丽多彩，而女低音的旋律则使人感到深沉宽广；大三和弦明亮辉煌，而小三和弦柔和动人；摇篮曲的轻慢节奏给人以平静和安详的感觉，而进行曲明快坚定的节奏使人精神振奋，等等。音乐作为感觉刺激物所引起的反应，既是生理反应也是心理反应，所以，音乐治疗的作用体现在生理和心理两个方面。

观察和实验表明，音乐节奏与人体内部的紧张与松弛、运动与静止等生理节奏存在着相似性，如音乐的节奏可以刺激肌肉的活动而产生人体行为的节奏。音乐节奏具有内驱力的作用，它不需要通过语言而使人产生“共鸣”的活动，从这种意义上说，音乐治疗是一种类似理疗的方法。

最近有生物学家发现，如果按生物大分子的遗传密码顺序来谱写音符，便可以谱写出动听的“遗传乐谱”，学者们认为，基因重复产生进化的假说与相似的旋律组成乐章的原理有着惊人的相似之处。他们甚至发现，人体胰岛素中的碱基序列的遗传乐谱与肖邦的《葬礼进行曲》第三乐章中的部分音符序列极其相似。据此推论，音乐或许就是人体遗传密码的不自觉释放。

实验证明，音乐能使被试的皮肤电反应和血管容积反应比基线水平低，这表明音乐具有降低被试唤醒水平的作用，尤其是幽静柔和的音乐，可以使人的血压平稳。音乐可以促进人的咀嚼肌运动、胃和肠的蠕动以及食物的消化，所以，音乐被广泛地运用在餐馆里和宴会上。歌唱、舞蹈或演奏乐器都需要付出一定的体力，而且需要全神贯注，显然，唱歌或演奏本身就是一种强度适中的健身、调心活动。

在心理方面，按照弗洛伊德学说的观点，音乐可以作用于本我、自我和超我三个层次。音乐既能激发人的原始本能，也能抑制这种本能；音乐有助于增强自我，帮助释放和控制不良情绪；音乐也能使人获得真、善、美等情感体验，使认知和情感得到升华和满足，使超我得到净化与坚定。音乐是一种类似于精神分析所具有的让时光倒流的方法，它可以使人的思绪和情绪从现时返回到过去某段历史。如，老人常喜欢吟唱年轻时会唱的戏剧或歌曲，这不仅仅是怀旧的心理，而且也是对过去的自信及其相应情感的复活。

音乐还可以表现超越现实的精神世界，激发人并没有看到的色彩和形象的意象，让你展开任何不可言语但又不能压抑的幻想和内心体验，满足人丰富的想象力和创造力的需要，替代在现实世界中不能满足和受阻的愿望的实现。音乐在现实与非现实、意识与无意识、清醒与梦幻之间架起了一座桥梁。

◆ 音乐治疗的社会心理效应和教化作用

音乐对人的道德具有强烈的感化作用。《乐记》中说：“致乐以治心，则易直子谅之心，油然生矣。”儒家认为，音乐“通乎政而改风平俗”。“德音”可使人与人之间和敬、和亲、和顺，而“溺音”则乱世、乱心。所谓“音正而行正”，“乐和民声”。《乐记》云：“角乱则忧，其民怨。”（“角”谓木音，调而直）“徵乱则衰，其事勤。”（“徵”谓火音，和而美）“宫乱则荒，其君骄。”（“宫”谓土音，大而和）“商乱则陂，其宫坏。”（“商”谓金声，轻而劲）“羽乱则危，其财匮。”（“羽”谓水音，沉而深）

中国古人认为，不同的旋律具有不同的心理感化或德育作用。汉代司马迁说：“音乐者，所以动荡血脉，通流精神而和正心也。

故宫动脾而喝正圣，商动肺而和正义，角动肝而和正仁，徵动心而和正礼，羽动肾而和正智。故闻宫音，使人温舒而广大；闻商音，使人方正而好义；闻角音，使人恻隐而爱人；闻徵音，使人乐善而好施；闻羽音，使人整齐而好礼。”（《史记》卷二十四《乐书》）乐器亦有讲究：琴瑟是养人德器之乐，笙箫是调人性情之乐，鼓鼙是发人志气之乐（清孙宝瑄《忘山日记》）。古希腊的哲人也认为，一定的音乐调式具有伦理教化上和医疗上的价值。如，亚里士多德就认为，拨浪鼓能帮助儿童发泄有破坏性的能量；利底亚（Lydian）调式音乐可以抚慰灵魂，尤其适合于少年儿童，而多利亚（Dorian）调式音乐则可鼓动勇敢的精神。

音乐还是联结人与人之间情感的桥梁，《诗经》里就有“窈窕淑女，琴瑟友之”、“我有嘉宾，鼓瑟鼓琴”的记载，中国历史上流传的许多名人轶事，如伯牙摔琴谢知音，司马相如的一曲《凤求凰》促使其与卓文君喜结连理等都体现出音乐与情感沟通的不解之缘。

音乐还一直被认为是一种寓教于乐的教化手段。《礼记·乐记·乐化》中论证到：音乐就是快乐，是人们为了满足感情的需要而不能缺少的东西。人快乐则必发之于声音，行之于动静，这是人的天性。对此如果不加以引导的话，就可能引起混乱，于是，先人创作了《雅》、《颂》等乐曲来加以引导。它的声调足以使人快乐而又不至于放荡，乐章生动而又不至于呆板。它的旋律时而起伏时而平缓，时而平淡时而丰富，时而激进时而柔和，足以激发人的善心，使那些放纵的邪恶之气不再对人产生影响。所以，在宗庙里一同听乐曲的君臣上下，没有不和谐而肃静的；在乡里家族中一同听乐曲的长幼老少，没有不和谐畅顺的；在家庭内一同听乐曲的父子兄弟，没有不和谐亲近的。因此，听到《雅》、《颂》之类的音乐可以使人心胸开阔，行为端正，举止合乎规范。所以，音乐是和谐人际关系的纲纪，是满足情感不可缺少的东西。至于音乐如何体现人伦关系，《礼记》认为，人伦中的亲疏、贵贱、长幼、男女的道理都可以喻于音乐的音调高低、节奏变化的乐章之中。所以，通过音乐可以深刻地观察社会。古人云："音者，乃一以乘万，万乘无极，天下毕矣"（汉《太平经钞》壬部）音乐是可以知自然之理，匡扶政治，延年益寿，以至无忧的法宝。

当患病使人与外界的正常联系减少、产生孤独感的时候，音乐是满足病人情感需要的一味良药。即使是一群互不相识的人，他们没有共同的语言，音乐却可能使他们获得融合于一体的体验。

音乐还与民族的文化、国家的自豪、政党的凝聚力、军队的士气紧密地联系在一起，是众所周知的社会现象。

音乐治疗的适应证

● 各种神经症：音乐具有丰富多样的旋律，有乐思的主题尤其适合于焦虑症、恐惧症、抑郁症、疑病症和强迫症等神经症患者的情绪抒发，缓解其对自身心理问题的凝视，帮助其摆脱情绪的困扰。

● 失眠：失眠患者的一个共性是睡前胡思乱想，而音乐有助于当事人减少这类刨根问底式的、纠缠不清的强迫性思维，如催眠曲的舒缓节奏有助于使快速、紊乱的脑电波恢复为慢波，使脑神经放松，从而促进睡眠。

● 心身性疾病：心身性疾病是心理和神经活动因素在发病中占主要因素的躯体性疾病，音乐通过调节心理而促进躯体症状的改善，尤其适合于冠心病、心肌梗死、高血压、心律不齐、甲状腺功能亢进和更年期综合征等疾病。

● 神经性等生理疾病：对于肌肉协调障碍的病人，音乐节奏可引发人肌肉的运动，帮助病人建立肌肉的节奏感，而演奏音乐和歌唱本身就是一种肌肉运动。如，嚼肌功能失调、口腔畸形、某些呼吸系统疾病等适合采用吹奏练习；拉奏乐器可促进肌肉萎缩、肢体麻痹者的相关肌肉运动；而节奏感强的音乐适合于坐骨神经痛和脑瘫等患者。在世界上的许多地方可以见到人们在锻炼身体时常常会播放音乐，可见，音乐可以营造一个更有节奏的机能锻炼的氛围，使锻炼者集中注意力于锻炼要领。

● 老年病：适合于老年痴呆、孤独症和有情绪低落、沮丧、悲观等消极情绪的人群。有报道称，经常给患老年痴呆的人播放他们曾经熟悉的歌曲，有助于他们恢复记忆。

● 情绪放松：轻音乐作为背景音乐，不仅有助于覆盖环境中的噪音，使人集中注意力，而且有助于工作或学习紧张的人放松情绪。

● 智力发育障碍和残疾者：可以促进听力，发展感知觉，表达情绪、情感。据报道，让自闭症的儿童打鼓，而治疗师在一旁弹钢琴伴奏，这种非口语的即席互动的方式有助于增进患儿与别人的沟通，帮助孩子走出孤独的世界。或在家庭内由父母鼓励孩子用摇摆身体、拍打、抚摸等韵律的游戏动作，在游戏时伴随哼唱，互相模仿对方。如果同时有一位音乐治疗师根据当时的情绪和节奏提供音乐伴奏，效果就更为理想，这可以加强父母与孩子之间的互动，如，当孩子主动接近父母时，音乐的强度增加；当孩子避开父母时，音乐的强度减弱。音乐治疗可以逐渐延长自闭症的孩子与别人相处的时间。

● 止痛和手术的前、中、后期：研究表明，类风湿关节炎、骨关节炎、痛风等疾病患者体内的 β 内啡呔水平要比健康人低得多。而人高兴时或针刺麻醉时，人体内 β 内啡呔水平就会增高。古希腊人曾用音乐治疗关节炎和痛风，而不少现代医院在拔牙时为病人播放音乐缓解疼痛，说明音乐具有止痛的效果。许多观察研究都表明，在手术之前、手术过程中和手术后，给病人播放音乐可以减轻他们的焦虑和恐惧感，减少麻醉药物的需要量，降低手术后的不适应，增进病人的踏实感。

● 注意缺陷性障碍：据估计，人群中有 10% ~ 15%的人患有注意缺陷性障碍（Attention Deficit Disorder, ADD），表现为注意力难以集中，心情起伏不定，难以静下心来，与人沟通存在障碍。对一组此类病人播放莫扎特《小夜曲》等曲目进行音乐治疗。研究表明，治疗组病人脑部的 θ 波降低，逐渐与音乐的频率趋于一致，表现为注意力增强，心情逐渐平稳，冲动行为减少，社交关系改善。而且，在接受治疗并情况有所改善的病人中，70%的人在随后半年的追踪观察中，即使没有接受进一步的训练，仍然维持了改善后的情况，说明音乐治疗的疗效并非是短暂的。

● 癌症：音乐可以减轻癌症病人接受化疗所产生的呕吐现象，并增进肌肉的运动能力，提升病人的自尊和自信。一位法国音乐家和医学科研人员合作研究，发现音乐不仅可以营造一个和谐的环境，还可能对癌细胞直接产生破坏作用。他们在距癌细胞约一英尺（约 0.3 米）远的地方敲木琴，每隔 4～5 秒钟敲一次 A 音，音量为 30～40 分贝，持续敲 21 分钟，反复进行数次，结果发现癌细胞核和细胞膜会因此而破裂，而健康细胞则保持完好。他们还发现，长音阶和半音阶的组合可以加速癌细胞的分裂。有两名乳腺癌患者接受了人体音乐治疗试验，她们每天拉三个半小时小提琴，每次 21 分钟，一个月后再进行检查，原来的肿瘤一个缩小了，另一个消失了。在爱尔兰癌症治疗中心，许多病童在接受每天半小时的音乐治疗后，免疫力都普遍增强了，实验组病童的唾液中免疫球蛋白 A 都有所增加。

中医音乐治疗的学说

在世界上许多传统文化的观念中，世间万物都被认为是互渗关联的，如，早在两千多年前成书的《黄帝内经》就认为天人合一，人与天地相参，人仰观象于天，近取法于地，仿禽兽虫鸟，应树木花草物候，是实现顺应四时自然、养生康复的基本方法。那时的人们认为，既然人的脏器在不同的季节具有不同的生理状态，而音乐又起源于对自然的模仿与再现，那么，脏器与乐音之间就一定存在着“同声相应”的规律。根据五行学说，也应该有五音与五脏相对应的规律：

中医五脏与五音相应的基本理论

脏腑	旋律	对应关系		
		节奏与旋律的特点及人的心理反应	同声相应与同音导引法则	五行相克与亢害承制法则
脾	宫音（1）	其声极长、极下、极浊，其性冲和、沉静、庄重、典雅	在声为歌 在志为思	思胜恐 宫音克惊恐
肺	商音（2）	其声次长、次下、次浊，其性清澈、高昂、肃静	在声为哭 在志为忧	悲胜怒 商音克怒
肝	角音（3）	其声长短、高下、清澈之间，其性柔和、畅快、舒达	在声为呼 在志为怒	怒胜思 角音克思之过
心	徵音（5）	其声次短、次高、次清，其性活泼、热烈、兴奋、欣慰	在声为笑 在志为喜	喜胜忧 徵音克忧愁
肾	羽音（6）	其声极短、极高、极清，其性流畅、奔放、开阔	在声为呻 在志为恐	恐胜喜 羽音克喜之过

中国文化认为，音乐是天地、阴阳、五行之语言，所以不同的季节应该以不同音调和旋律来进行治疗，即有如下规律：

春

● 中医理论：东方生风，风生木。在脏为肝，在色为苍，在音为角，在声为呼，在志为怒。怒伤肝。

● 古典音乐学说：角谓木音，调而直也。《乐记》说：“角乱则忧，其民怨。”

● 中国民乐曲目举例：《阳春白雪》（古琴）：旋律清新流畅，

节奏活泼轻快，生动地表现了冬去春来、大地复苏、春风和暖、阳光明媚、万物向荣、生机勃发的初春景象。

● 其他参考曲目：《彩云追月》、《光明行》（二胡）、《春耕时节》（笛子）、《姑苏行》（笛子）、《早晨》（笛子）、《春到沂河》（柳琴）、《红河的春天》（扬琴）、《春天来了》（筝、高胡、扬琴三重奏）等。

● 心身调理作用：补益肝气，散寒解郁。

● 适应证：肝郁气滞，眩晕耳鸣，夜寐多梦，肢体麻木；情绪压抑，忧郁，缺乏自信心。

夏

● 中医理论：南方生热，热生火。在脏为心，在色为赤，在音为徵，在声为笑，在志为喜。喜伤心。

● 古典音乐学说：徵谓火音，和而美。《乐记》说：“徵乱则衰，其事勤。”

● 中国民乐曲目举例：《出水莲》（筝）——传统的客家筝曲，旋律清丽、典雅，柔美动听，表现了出水莲出淤泥而不染，濯清涟而不妖的神韵，其气质被刻画得栩栩如生，让人联想到夏日雨后，空气爽洁、彩虹明丽、荷花清香四溢的景色。

● 其他参考曲目：《渔舟唱晚》（筝）、《高山流水》（古琴）、《蕉窗夜雨》（筝）等。

● 心身调理作用：补益心阳，养心安神。

● 适应证：心悸不安，胸闷气短，失眠多梦，忧郁症。

长夏

中医理论：中央生湿，湿生土。在脏为脾，在色为黄，在音为宫，在声为歌，在志为思。思伤脾。

●古典音乐学说：宫谓土音，大而和也。《乐记》说：“宫乱则荒，其君骄。”

●中国民乐曲目举例：《秋收》——以优美热烈的曲调和舒缓的节奏，描绘了一幅金秋时节夕阳映照万顷麦浪，农民满怀收获的喜悦满载而归的画面，让听者感到自己置身于此时此景中。

●其他参考曲目：《空山鸟语》(二胡）等。

●心身调理作用：升阳益气，宽胸固表，健脾。

●适应证：食少腹胀，神疲忧郁。

秋

● 中医理论：西方生燥，燥生金。在脏为肺，在色为白，在音为商，在声为哭，在志为忧。忧伤肺。

● 古典音乐学说：商谓金声，轻而劲也。《乐记》说：“商乱则陂，其宫坏。”

● 中国民乐曲目举例：《雁落平沙》(古琴)：全曲静中有动，起而又伏，优美动听，描写了“清秋寥落之意，鸿雁飞鸣，秋高气爽，风静杀平，云程万里”之景，借鹄鸿之远志，表达了逸士意适心闲之胸怀。

● 其他参考曲目：《二泉映月》(二胡)、《月儿高》（琵琶)、《渔樵问答》(古琴)、《汉宫秋月》(筝、二胡）等。

● 心身调理作用：补益肺气，润肺生津，滋阴清热。

● 适应证：干咳少痰，喘咳无力，身心烦热，自汗怕风，情绪冲动。

冬

● 中医理论：北方生寒，寒生水。在脏为肾，在色为黑，在音为羽，在声为呻，在志为恐。恐伤肾。

● 古典音乐学说：羽谓水音，沉而深也。《乐记》说：“羽乱则危，其财匮。”

● 中国民乐曲目举例：《寒鸭戏水》(筝)：全曲音色清越，余音悠长，音韵委婉，表现了寒鸭不畏寒冷戏水的情趣。

● 其他参考曲目：《良宵》(二胡)、《梅花三弄》(古琴)、《飞花点翠》(琵琶)、《闲居吟》(二胡)等。

● 心身调理作用：温补肾阳，固精益气，滋肾定志。

● 适应证：腰膝酸软、畏寒肢冷，滑精阳痿、宫寒带下，意志衰退、行为退缩。

音乐治疗的使用形式和注意事项

音乐治疗的使用形式主要有：

● 音乐治疗按个人的参与方式，可以分为欣赏、演奏和创作三种形式。第一种形式多具有移情和顿悟效应，第二种形式多具有抒发效应，第三种形式多具有投射效应。

● 按一次参与人数的多少，可以分为个人与团体两种方式。后一种方式有助于参与成员之间的互动，尤为适合人际关系的改善。孟子就十分主张“君与民同乐”，这样有利于团结民心。孟子认为，和别人一道欣赏音乐比一个人独自欣赏音乐更快乐，同多数人欣赏音乐比与少数人欣赏音乐更快乐。如果君王能够同老百姓共同享受快乐，则国泰民安（《孟子》第二篇）。

● 按是否有医生直接参与，可以分为指导性和非指导性两种方式。在前一种方式中，心理医生对音乐的背景、乐思，作品和心理治疗的关系，以及注意事项等给予必要的指导；后一种方式则主要依赖被治疗者自己的领悟。如使用音乐作为精神分析的辅助手段的话，则必须要有专业医生的参加。

经验表明，音乐可以消除心理防御机制，唤起回忆，所以，音乐治疗先于其他心理治疗，有助于唤醒被压抑的潜意识，使心理晤谈见效更快。

进行音乐治疗时应注意的事项包括：

● 当医生准备用音乐对当事人进行治疗时，应对当事人的人格、病患的性质和历程、文化程度、家庭背景和个人爱好等情况有必要的了解。

● 选择适合病人背景和符合治疗目的的音乐作品或歌曲。如，对具有中国传统文化背景的中老年人可以考虑使用中国民乐，而对青少年人可以考虑使用西洋乐或流行乐。作品应丰富多样，长期治疗时应注意更换作品。

●让当事人知道，音乐治疗的效果或他们所体验到的生理与心理反应，主要取决于他们把注意力投入作品以及把自己融入作品意境中的程度，而并不直接取决于其音乐修养的高低。因此，不同文化程度和音乐修养的使用者都不必有担忧。

● 在音乐治疗开始前，选择一个安静的地方，光线不宜过强；采取坐、卧、躺等舒适的姿势均可，轻轻地闭上眼睛，排除一切杂念，让精神集中于你所听到的音乐作品，思维与情感跟随作品的描写而起伏。

● 使音乐的声音由小逐渐增强，音量恰到好处。古人早就注意到音乐欣赏的音量要适中的道理。《吕氏春秋·适音》认为，声音太大，不仅耳朵难容，而且心志也会摇荡不安；声音过小又使人心志得不到满足；声音过清使人空虚疲困，兴趣情致减退；声音过浊使人心志低下，情志躁动。以适宜的心情欣赏适宜的乐音就是人乐和谐的境界了。

● 每次的治疗时间不应持续过长，一般来说，以 15 ~ 30 分钟为宜。

● 在耳痛头痛剧烈、情绪极度激动的情况下应暂时避免使用音乐治疗。

● 选择合适的地点。古人认为，凡鼓琴，必须于净室高堂或升层楼之上，或于林室之间，或登山巅，或游水湄，或观宇中，值二气高明之时，清风明月之夜，焚香静室，坐定，心不外驰，气血和平，方与神合，灵与道合。如不遇知音，宁对清风明月、苍松怪石、巅猿老鹤而鼓耳，是为自得其乐也（明杨表正《弹琴杂说》）。另有一种意见认为，“对月鼓琴，须在二更人静，万籁无声，始佳。对花，宜共岩桂、江梅、茉莉、占卜、剑兰、夜合、玉兰等花，香清色素者为雅。临水弹琴，须对轩窗池沼，荷香扑人，或竹边林下，清漪芳泽，俾微风洒然，游鱼出声，自多尘外风致”。（明高濂《遵生八笺》）

中国古诗中音乐治疗的体验

古代诗文里有许多关于欣赏和演奏音乐的个人心理体验的生动记录，从某种意义上说，这是关于音乐心理调节作用的验证，对于我们了解古人的音乐风俗以及音乐对人精神影响的情况具有重要的研究价值。根据古人参与音乐的方式，可以将音乐体验的记载分为以下几种：

（一）自演自赏

白居易是我国唐代擅长操琴弹筝的一位大诗人，留下了不少描写自己演奏时心境体验的诗句：

月出鸟栖尽，寂然坐空林。
是时心境闲，可以弹素琴。
清冷由本性，怡然随人心。
心积和平气，本应正始音。
响余群动息，曲罢秋夜深。
正声感元化，天地清沉沉。

见《白香山集》

这首诗描述了弹琴环境的选择、心境的调整，以及自然、琴声与人心的情景交融。

紫袖红弦明月中，自弹自感暗低容。
弦凝指咽声停处，别有深情一万重。

见白居易《夜筝》

音乐是情感的语言，琴声成了人内心情感的直接流露。古筝听来凄婉哀怨，故古筝又有“哀筝”之称。

管妙弦清歌入云，老人合眼醉醺醺。
诚知不及当年听，犹觉闻时胜不闻。

见白居易《白香山诗集》

音乐可以使人如痴如醉，似睡似醒，有无相随，顿入空境。老年人的听力虽然不及年轻人，但熟悉的音乐可以带给人安详。

无为道士三尺琴，中有万古无穷音。
音如石上泻流水，泻之不竭由源生。
弹虽在指声在意，听不以耳而以心。
心意既得形骸忘，不觉天地愁云阴。

见欧阳修《文忠集》

演奏乐器的形与意是行为与心理的统一，音乐治疗的核心就在于对意的理解、移情与共情。

本性好丝桐，尘机闻即空。
一声来耳里，万事离心中。
清畅堪销疾，恬和好养蒙。
尤宜听三乐，安慰白头翁。

见白居易《白香山诗集》

音乐可以净化心灵，使凡世浊尘一扫而空，犹使人入得人间仙境，周身舒泰安康。音乐既是幼儿启蒙的乳汁，又是老年人安享天年的精神食粮。

宋代诗人陆游也写有一首写弹琴体验的诗：

鸟栖鱼不动，月照夜江深。
身外都无事，舟中只有琴。
七弦为益友，两耳是知音。
心静即声淡，其间无古今。

见《剑南诗稿·船夜援琴》

乐器是文人的益友，可以宣泄、表达心中的情感，两耳亦是琴声的知己，可以与琴声共情，我心即琴声，琴声即我心。

道家音乐是中国民间音乐的一道独特风景，道家之人常有很高的音乐修养，吕洞宾存有一诗表现出道家清淡超然之风范：

楼头雅奏指生波，鼓荡春风上玉珂。
逸韵冷然追太古，元音淡泊得中和。
高山流水岁相赏，操缦安弦自放歌。
但使人心都似此，那能平地起干戈。

见《吕帝诗集》

音乐随人心所造，音乐的境界就是人精神的境界。如以音乐的精神陶冶每一个人，人类哪会同室操戈、互相残杀呢？

音乐常常是文人政客退位隐居以后寄托情志、排解忧愁和孤独的手段，如唐代的王维就是一个善以诗抒情的人：

晚年惟好静，万事不关心。
自顾无长策，空知返旧林。

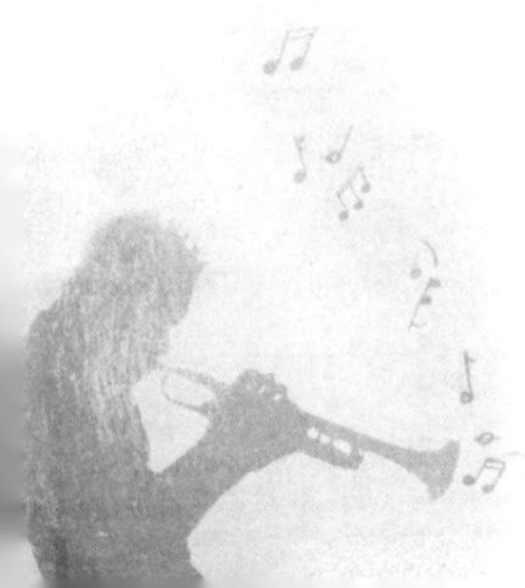

松风吹解带，山月照弹琴。
君问穷通理，渔歌入浦深。

见《酬张少府》

独坐幽篁里，弹琴复长啸。
深林人不知，明月来相照。

见《竹里馆》

对着月亮弹琴唱歌成了归隐者恬淡达观、超脱尘世和劝慰别人、自慰心灵的唯一手段。

但音乐并不是文人骚客的专利，乡村牧童亦可以自吹自赏：

牧竖持蓑笠，逢人气傲然。
卧牛吹短笛，耕却傍溪田。

见崔道融《牧竖》

唱歌也是工人劳动时的号子，一边劳作一边歌唱可以减少对枯燥工作的厌倦感，提高工作兴趣和工作效率：

炉火照天地，红星乱紫烟。
赧郎明月夜，歌曲动寒川。

见李白《秋浦歌》

(二)知音互赏

音乐演奏需要知音，说明音乐是一种情感交流的语言。下面这首诗行如流水，层递自然，极富韵味，表达了无知音而怀念故人的感慨：

山光忽西落，池月渐东上。
散发乘夜凉，开轩卧闲敞。

荷风送香气，竹露滴消响。
欲取鸣琴弹，慨无知音赏。
感此怀故人，终宵劳梦想。

见孟浩然《夏日南亭怀辛大》

白居易的《琵琶行》是难得的知音间的欣赏描写。元和十年秋，白居易浔阳江头夜送客，忽闻水上琵琶声，便移船邀相见，添酒回灯重开宴。原来是一个年长色衰、漂沦憔悴、转徙于江湖间的为贾人妇。本诗通过描写社会的动荡，世态的炎凉，琵琶女生活的不幸，投射了诗人自己在宦途所受到的打击，对自身失意的感慨和积蓄在心中的沉痛感受，唱出了“同是天涯沦落人，相逢何必曾相识”的心声。

千呼万唤始出来，犹抱琵琶半遮面。
转轴拨弦三两声，未成曲调先有情。
弦弦掩抑声声思，似诉平生不得志。
低眉信手续续弹，说尽心中无限事。
轻拢慢捻抹复挑，初为霓裳后六幺。
大弦嘈嘈如急雨，小弦切切如私语。
嘈嘈切切错杂弹，大珠小珠落玉盘。
间关莺语花底滑，幽咽泉流冰下难。
冰泉冷涩弦凝绝，凝绝不通声暂歇。
别有幽愁暗恨生，此时无声胜有声。
银瓶乍破水浆迸，铁骑突出刀枪鸣。
曲终收拨当心画，四弦一声如裂帛。
东船西舫悄无言，唯见江心秋月白。
沉吟放拨插弦中，整顿衣裳起敛容。
自言本是京城女，家在虾蟆陵下住。
十三学得琵琶成，名属教坊第一部。

曲罢常教善才伏，妆成每被秋娘妒。
五陵年少争缠头，一曲红绡不知数。
钿头云篦击节碎，血色罗裙翻酒污。
今年欢笑复明年，秋月春风等闲度。
弟走从军阿姨死，暮去朝来颜色故。
门前冷落车马稀，老大嫁作商人妇。
商人重利轻别离，前月浮梁买茶去。
去来江口守空船，绕舱明月江水寒。
夜深忽梦少年事，梦啼妆泪红阑干。
我闻琵琶已叹息，又闻此语重唧唧。
同是天涯沦落人，相逢何必曾相识。
我从去年辞帝京，谪居卧病浔阳城。
浔阳地僻无音乐，终岁不闻丝竹声。
住近湓江地低湿，黄芦苦竹绕宅生。
其间旦暮闻何物？杜鹃啼血猿哀鸣。
春江花朝秋月夜，往往取酒还独倾。
岂无山歌与村笛？呕哑嘲哳难为听。
今夜闻君琵琶语，如听仙乐耳暂明。
莫辞更坐弹一曲，为君翻作琵琶行。
感我此言良久立，却坐促弦弦转急。
凄凄不似向前声，满座重闻皆掩泣。
座中泣下谁最多？江州司马青衫湿。

（注：拢、捻、抹、挑，都是弹琵琶的指法。霓裳为《霓裳羽衣曲》的简称；六幺本名《录要》，即乐工将曲的要点录出成谱，皆为当年京城流行的曲调。）

弹琴是古时男女之间传情的常用手段。相传三国时代的周瑜 24 岁为建威中郎将，人称周郎，他精通音乐，别人奏曲一有误，他就回头一看，当时人称：“曲有误，周郎顾。”下面这首诗受到这个故事的启发，描写了一个女子为了让爱慕的人顾盼自己，便故意将琴弦拨错，弹筝女调皮可爱的形象跃然纸上。

鸣筝金粟柱，素手玉房前。
欲得周郎顾，时时误拂弦。

见李端《听筝》

（注：玉房为弹筝女子的住处。）

（三）听　乐

听琴是古代流行的一种民俗，不少诗歌里描写了听琴时被音乐陶醉感受以及由此可能引发的不同思绪。下面这首听琴诗就描述了琴声牵动作者既想入仕途、又向往归隐在诗、酒和音乐中怡然自得的矛盾心情：

主人有酒欢今夕，请奏鸣琴广陵客。
月照城头乌半飞，霜凄万木风入衣。
铜炉华烛烛增辉，初弹渌水后楚妃。
一声已动物皆静，四座无言星欲稀。
清淮奉使千余里，敢告云山从此始。

见李颀《琴歌》

（注：渌水、楚妃均系琴曲名）

蔡女昔造胡笳声，一弹一十有八拍。
胡人落泪沾边草，汉使断肠对归客。
古戍苍苍烽火寒，大荒阴沉飞雪白。
先拂商弦后角羽，四郊秋叶惊摵摵。
董夫子，通神明，深松窃听来妖精。
言迟更速皆应手，将往复旋如有情。

空山百鸟散还合，万里浮云阴且晴。
嘶酸雏雁失群夜，断绝胡儿恋母声。
川为净其波，鸟亦罢其鸣。
乌珠部落家乡远，逻娑沙尘哀怨生。
幽音变调忽飘洒，长风吹林雨堕瓦。
迸泉飒飒飞木末，野鹿呦呦走堂下。
长安城边东掖垣，凤凰池对青琐门。
高才脱略名与利，日夕望君抱琴至。

见李颀《听董大弹胡笳兼寄语弄房给事》

这首诗也是写听琴的，记录了胡笳十八拍引起的许多联想，充满边塞风情和历史回声。以视觉来写听觉，借助许多形象来表达自己的主观感受，是诗中常用的手法。

音乐具有很大的震撼人心的力量，听乐者常有泪湿襟裳的时候。相传唐代有一位从印度来长安的叫颖的和尚善弹古琴，技艺精湛，能使欣赏者动容。如是卧床病人，听到他的琴声，便会起床倾听，顿觉病已痊愈。有一次，诗人韩愈慕名而来，随着琴声变化起伏，诗人感慨万分，情不自禁，直至泪流满面，涕湿衣襟，他甚至伸出手来阻拦琴师，让其不要再演奏下去了，可见琴声对他情感冲击的力量之大。宋代欧阳修亦有一诗写自己听琴的体验：

不听哀筝二十年，忽逢纤指弄鸣弦。
樽前笑我闻弹罢，白发萧然涕泣泣。

见《李留后家闻筝》

南山截竹为觱篥，此乐本自龟兹出。
流传汉地曲转奇，凉州胡人为我吹。
傍邻闻者多叹息，远客思乡皆泪垂。
世人解听不解赏，长飙风中自来往。

枯桑老柏寒飕飕，九雏鸣凤乱啾啾。
龙吟虎啸一时发，万籁百泉相与秋。
忽然更作渔阳掺，黄云萧条白日暗。
变调如闻杨柳春，上林繁花照眼新。
岁夜高堂列明烛，美酒一杯声一曲。

见李颀《听安万善吹觱篥歌》

觱篥是簧管古乐器，已失传。渔阳掺为鼓调名。杨柳指《杨柳枝》，是从古曲《折杨柳》变调而成的曲子。觱篥的声调是清凄的，听后容易让人伤感，诗人虽然在诗中用极尽欢愉的句子，但主要的基调还是“远客思乡皆泪垂”的凄凉。

宋代文学家苏东坡多才多艺，他不仅喜欢欣赏音乐，还擅长填词谱曲。“流水随弦滑，清风入指寒”、“春水流弦霜入拨”、“嘹然有穿云裂石之声”、“丝竹缓离愁”、“散我不平气，洗我不和心”等都是他欣赏音乐之时的内心体验。

音乐总是与民族风情联系在一起的，因此，听到家乡之音最易伤感，尤其是远离家乡的人。如下面这首诗：

谁家玉笛暗飞声，散入春风满洛城。
此夜曲中闻折柳，何人不起故园情。

见李白《春夜洛城闻笛》

音乐与战事有说不清的复杂关系。军歌、战鼓、军号常被用来激励斗志。《诗经·邶风》中记载：“击鼓其镗，踊跃用兵。”白居易的“渔阳鼙鼓动地来，惊破霓裳羽衣曲”就是对古代战时金戈铁马、战鼓雷动场面的生动描写。音乐声最能勾起远征战士的思乡之情：

回乐峰前沙似雪，受降城外月如霜。

不知何处吹芦笛，一夜征人尽望乡。

见李益《夜上受降城闻笛》

男儿事长征，少小幽燕客。
赌胜马蹄下，由来轻七尺。
杀人莫敢前，须如猬毛磔。
黄云陇底白云飞，未得报恩不得归。
辽东小妇年十五，惯弹琵琶解歌舞。
今为羌笛出塞声，使我三军泪如雨。

见李颀《古意》

秦汉之交刘项之争时，刘邦部队正是利用了乡音的心理效应，用“四面楚歌”瓦解了楚军的斗志。

音乐在很多时候是幽怨的倾诉，如岑参有“千载琵琶作胡语，分明怨恨曲中论”之句（见《咏怀古迹五首》）；李颀则以“公主琵琶幽怨多”来表达老百姓对“年年战骨埋郊外”的怨恨之情（见《古从军行》）。

音乐是想象的艺术，唐代诗人李贺在《李凭箜篌引》一诗中写下了他欣赏弹箜篌这种古乐器时引发的联想：

吴丝蜀桐张高秋，空山凝云颓不流。
江娥啼竹素女怨，李凭中国弹箜篌。
昆山玉碎凤凰叫，芙蓉泣露香兰笑。
十二门前融冷光，二十三丝动紫皇。
女娲炼石补天处，石破天惊逗秋雨。
梦入神山教神妪，老鱼跳波瘦蛟舞。
吴质不眠倚桂树，露脚斜飞湿寒兔。

诗人用精美的艺术语言将诉之听觉的声响转化为奇异的神话般的视觉形象和联想，充满浪漫主义的情怀。

从众多古诗的记载来看，不管在太平盛世，还是在金戈铁马时期，音乐一直是人们表达思念、爱情和宣泄忧怨、失意等多种情绪，以及修身养性的手段。

音乐如食

导 读

民以食为天，而音乐自古以来就是人类的精神食粮。人类的大脑也是一个会新陈代谢的器官，它不仅需要氧气和能量，还需要输入语言、声音、光线、感情等信息，否则，它就会枯萎、呆滞和退化。当然，吸收了物质和信息就会产生废物，就需要向外排泄，大脑也不例外。音乐就是人类发明的一种既可以营养大脑，又可以帮助大脑宣泄恐惧、思念、情欲等各种精神压力的渠道。不论社会是否开放、文明或进步，是繁荣昌盛还是闭塞落后，只要有人类足迹的地方，就会有音乐。可见，音乐的确是一种普世的精神食粮。

音乐是一种非逻辑的语言，是对人理智生活的重要补充。因为，人的左脑主管语言和逻辑思维，右脑主管形象思维和艺术直觉，情绪则是由边缘系统所控制的。音乐的语言是形象的和情绪化的，故无须劳驾逻辑思维去评估判断，音乐有助于左右脑的协调发展和情绪宣泄。据研究，诺贝尔奖获得者常有爱好音乐的特点，也许是他们右脑的发达以及左右脑的和谐发展成就了他们的科学事业。音乐是想象的艺术，而想象比知识更重要，因为知识是有限的，而想象力则可以囊括着世界上的一切，推动着进步，并且是知识进化的源泉。

音乐既然是一种精神食粮，“食物”的质量对摄入者的身心健康的影响就不可轻视。不同的“食物”性质有异，对人的心理健康影响不同，因此，音乐欣赏和音乐治疗必须审慎考虑音乐题材与旋律的选择。音乐既具有个体效应，也具有团体效应，甚至还有塑造民族性格的效应。不同的民族有不同风格的音乐，不同风格的音乐反映不同民族的性格。音乐是国家软实力和民族心态的风向标。

阅读材料

音乐与人生

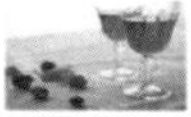

◎丰子恺

一定有多数的学生感到：上音乐课——唱歌——比上别的课更为可亲，音乐教室里的空气比别处的空气更为温暖。即此一点，已可窥见音乐与人生关系的深切。艺术对于人心都有很大的感化力。音乐为最微妙而神秘的艺术。故其对人生的潜移默化之力也最大。对于个人，音乐好像益友而兼良师；对于团体生活，音乐是一个无形而有力的向导者。

个人所受于音乐的惠赐，主要的是慰安与陶冶。

我们的生活，无论求学、办事、做工，都要天天运用理智，不但身体勤劳，精神上也是很辛苦的。故古人有“世智”、“尘劳”等话。可见我们的理智生活多么辛苦，感情生活是常被这理智所抑制而难得舒展的。给我以舒展感情生活的机会的，只有艺术。而艺术中最流动的、活泼的音乐，给我们精神上的慰安尤大，故生活辛劳的人，都自然地要求音乐。像农夫有田歌，舟人有棹歌，做母亲的有摇篮歌，一般劳动者都喜唱山歌，便是其实例。他们一日间生活的辛苦，可因这音乐的慰安而解除。故外国的音乐论者说“music as food”，其意思就是说，音乐在人生同食物一样重要。食物是营养身体的，音乐既是精神的食粮，其影响于人生的力当然很大。良好的音乐可以陶冶精神，不良的音乐可以伤害人心。故音乐性质的良否，必须审慎选择。譬如饮料，牛乳的性质良好，饮了可使身体健康；酒的性质优良，养成健全的人格；反之，不良的音乐也会把心潜移默化，使他不知不觉地堕落。故我们必须慎选良好的音乐，方可获得陶冶之益。古人说，“作乐崇德”。就是因为良好的音乐，不仅慰安，又能陶冶人心，而崇高人的道德。学校中定音乐为必修科，其主旨也在此。所以说，音乐对于个人是益友而兼良师。

团体所受于音乐的支配力更大。吾人听着或唱着一种音乐时，其感情同化于音乐的曲趣中。故大众同听或同唱一种音乐时，大众的感情就融洽，团结的精神便一致。爱国歌可使万民慷慨激昂，军歌可使三军勇往直前，追悼歌可使大众感慨流泪，这些便是音乐神秘的支配力的显示。古人有“乐以教和”的话，其意思就是说，音乐能使大众的心一致和洽。故自古以来音乐的发达与否，常与民族的盛衰相关，其例证很多；我国古时周公制礼作乐，而周朝国势全盛，罗马查理大帝（Charlemagne,768—814）统一欧洲，正是“格列高里式歌谣［格里哥利圣咏］”（上代罗马法王［教皇］Greory I［格里哥利一世］所倡之乐）发达的时代。普法战争以前的德国，国势非常强盛。当时国内音乐也非常发达，裴德芬［贝多芬］（Beethoven）、舒伯特（Schubert）、舒曼（Schumann）、勃拉姆斯（Brahms）等大音乐家辈出，掌有世界音乐的霸权。又如西班牙国力衰弱时，国内不正当的俗乐非常流行，日本江户时代盛行淫荡的俗乐，国势就衰弱。凡此诸例，虽然不能确定音乐的盛衰是民族盛衰的原因，但两者至少是互为因果的。郑卫的音乐被称为“亡国之音”。可知音乐可以兴国，也可以亡国。所以说，音乐对于团体是有力的向导者。

今日的中国，正需要这有力的向导者。我们的民族精神如此不振，缺乏良好的大众音乐是其一大原因。欲弥补这缺陷，需要当局的提倡、作家的努力和群众的理解。

乐与药

导 读

在汉字的繁体中，“乐”与“药”字的字形极其相似，这并不是巧合。在前面的历史考证中，我们已经知道，音乐最初被创造的目的就在于活动蜷缩不舒的筋骨、宣泄抑郁的情绪、引导气血流畅，以促进健康，因此，音乐从问世起就是充当药物功能的。难怪在古希腊神话中的阿波罗既是医神，也是音乐神——音乐与医药同源。

音乐是潜意识的语言，而潜意识比意识更宽阔。当你陷入狭小的意识泥坑里不可自拔的时候，你肯定可以在音乐给你展示的潜意识的宽阔空间里身心两忘，放弃意识对生活的偏执的反照，从而解脱固执所带来的精神痛苦。

不同的音乐大师创造出同样伟大而代表不同情感的作品。莫扎特的音乐没有因为生活的苦难而颓废，而是表现出一种非凡的向死而生的平静和超脱，虽然苦难和死亡不可避免，但精神却因为有了音乐的滋润和提升而可以快乐和不朽！

俗语说：“良药苦口”。可是，音乐对于孤寂的心灵来说却是一剂可口的良药。从音乐的治疗功能来看，音乐是一种免疫力增强剂，是抵制邪念侵袭的广谱抗菌素，是忘记心理矛盾的催眠药，是降低焦虑和血压的镇静剂，是排泄负性情绪的泻药。什么病用什么样的药，需要辨证施治，因人而异。苦难中的人去听欢乐的乐曲必然感到别扭，而会愈加感到悲哀，相反地，听听柴可夫斯基的《悲怆交响乐》，让苦不堪言的情绪倾泻出来也许更有好处。我们既可以借助音乐宣泄，也可以借助音乐忘怀，还可以借助音乐引发回忆或表达思念情怀。

音乐是一剂医治人类心理障碍的良药，尤其适合难以用语言交流的人。

阅读材料

药杯里的莫扎特

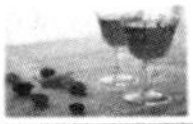

◎宗　璞

一间斗室，长不过五步，宽不过三步，这是一个病人的天地。这天地够宽了，若死了，只需要一个盒子。我住在这里，每天第一要事是烤电，在一间黑屋子里，听凭医生和技师用铅块摆出阵势，引导放射线通行。是曰“摆位”。听医生们议论着铅块该往上一点或往下一点，便总觉得自己不大像个人，而像是什么物件。

精神渐好一些时，安排了第二要事：听音乐。我素好音乐，喜欢听，也喜欢唱，但总未能升堂入室。唱起来以跑调为能事，常被家人讥笑。好在这些年唱不动了，大家落得耳根清净。听起来，耳朵又不高明，一支曲子，听好几遍也不一定记得住，和我早年读书时的过目不忘差得远了。但我却是忠实，若哪天不听一点音乐，就似乎少了些什么。在病室里，两盘莫扎特音乐的磁带是我亲密的朋友。使我忘记种种不适，忘记孤独，甚至觉得斗室中天地很宽，生活很美好。

三小时的音乐包括三个最后的交响乐“三十九”、“四十”、“四十一”，还有钢琴协奏曲、提琴协奏曲、单簧管协奏曲等的片段。《第四十交响曲》的开始，像一双灵巧手，轻拭着听者心上的尘垢，然后给你一些淡淡哀愁的温柔。《第四十一交响曲》素以宏伟著称，我却在乐曲中听出一些洒脱来。他所有的音乐都在说，你会好的。

会么?将来的事谁也难说。不过除了这疗那疗以外，我还有音乐。它给我安慰，给我支持。

终于出院了，回到离开了几个月的家中，坐下来，便要求听一听音响，那声音到底和用耳机是不同的。莫扎特《第二十一钢琴协奏曲》的第二乐章，提琴组齐奏的那一段悠长美妙的旋律简直像从天外飘落。我觉得自己似乎已融化在乐曲间，不知身在何处。第二乐章快结尾时，一段简单的下行的乐音，似乎有些不得已，却又是十分明亮，带着春水春山的妩媚，把整个世界都浸透了。没有人真的听见过仙乐，我想莫扎特的音乐胜过仙乐。

别的乐圣们的音乐也很了不起，但都是人间的音乐。贝多芬当然伟大，他把人间的情与理都占尽了，于感动震撼之余，有时会觉得太沉重。好几个朋友都说，在遭遇到不幸，柴可夫斯基是不能听的，本来就难过，再多些伤心又何必呢。莫扎特可以说是超越了人间的痛苦和烦恼，给人的是几乎透明的纯净。充满了灵气和仙气，用欢乐、快乐的字眼不足以表达，他的音乐是诉诸心灵的，有着无比的真挚和天真烂漫，是蕴藏着信心和希望的对生命的讴歌。

在死亡的门槛边打过来回的人会格外欣赏莫扎特，膜拜莫扎特。他自己受了那么多苦，但他的精神一点没有委顿。他贫病交加以致穷死、饿死，而他的音乐始终这样丰满辉煌，他把人间的苦难踏在脚下，用音乐的甘霖润泽着所有病痛的身躯和病痛的心灵。他的音乐是真正的“上界的语言”。

虽然时代不同，文化背景不同，专业不同，莫扎特在音乐领域中全能冠军的地位有些像我国文坛上的苏东坡。莫扎特在短促的人生旅程间写出了交响乐、协奏曲、独奏曲、歌剧等许多伟大作品。音乐创作中几乎什么都和他有关，近来还考证出他是摇滚乐的祖师爷。苏东坡在处理政务之余写出了诗词文赋等各种体裁的作品，始终是未经册封的文坛盟主。他们都带有仙气，所以后人称东坡为“坡仙”，传说中八仙过海时来了九朵莲花，第九朵是接东坡的，但他没有去。莫扎特生活在18世纪，世界已经脱离了传说，也少有想象的光彩了。我却愿意称他为“莫仙”。就个人生活来说，东坡晚年屡遭贬谪直到蛮荒之地。但在他流放的过程中，始终有家人陪伴，侍妾王朝云为侍奉他而埋骨惠州。莫扎特不同，重病时也没有家人的关心。但是他不孤独，他有音乐。

回家以后的日子里，主要内容仍是服药。最兴师动众且大张旗鼓的是服中药。我手捧药杯喝那苦汁时，下药(不是下酒)的是音乐。似乎边听音乐边服药，药的苦味也轻多了。听的曲目较广，贝多芬、柴可夫斯基、肖邦、拉赫玛尼诺夫等，还有各种歌剧，都曾助我一口(不是一臂)之力。便是服药中听勃拉姆斯，发现他的《第一交响曲》很好听。但听得最多的，还是莫扎特。

热气从药杯里冉冉升起，音乐在房间里回绕，面对伟大的艺术创造者们，我心中充满了感激。我觉得自己真是幸运而有福气，生在这样美好的艺术已经完成之后——而且，在我对时间有了一点自主权时，还没有完全变成聋子。

灵魂的伊甸园

导 读

天堂和地狱的学说是人类的一大发明，在民间具有很重要的社会心理功能。后者是对行恶者的警示，前者是对行善者的报答和对弱势者的许诺。然而，天堂和地狱都是无法被证实，也无法被证伪的世界。因此，实际上，天堂和地狱不过是人对精神世界的一种划分。宗教的一系列复杂的教规仪式和修行其实不过是一种象征性行为，即促使人的灵魂进入一个超脱尘世的“天堂”。这个天堂并不是一个地球以外的空间，而是一种特殊的超现实的精神体验。在任何一种宗教仪式中都有音乐，无论是基督教的圣乐，还是佛教的清心曲都具有帮助祈祷者的灵魂摆脱凡尘，进入神秘的宗教体验的作用。

在充满着竞争失败、境遇恶劣、情感受挫和愿望受制的世界里，人是需要一点信仰和精神支柱的，恩格斯就曾这样分析道：“在各阶级中必然有一些人，他们既然对物质上的得救感到绝望，就去追寻灵魂得救来代替，即追寻思想上的安慰，以免陷入彻底绝望的境地。”然而，为什么莫扎特的音乐不是宗教的音乐却有安魂的效应呢？因为宗教所追求的那个天堂其实不过是一种没有功名利禄、没有争强好胜和嫉妒的灵魂的纯真状况（如童子之心），而天才的莫扎特在青少年时期写下的音乐作品天真无邪、清澈纯净，正是人类童心的写照，所以，全世界的人都承认莫扎特的音乐是一座可以把听众带进用光芒四射的音符建造的美妙天堂的阶梯。音乐是想象的语言，只要你静心去欣赏莫扎特的音乐，任何美丽的地方和天堂都离我们并不遥远，而且随时随地可以去游览。音乐虽然没有改变莫扎特的贫困，音乐也许并不能改变我们惨淡的物质现实，但音乐可以使我们的精神丰富起来，可以改变灵魂对现实的感受。

太阳光将地球上的世界一分为二—— 一个属于阳光下的政治、经济、家庭、婚姻和功名利禄的“硬世界”，一个属于月光下的科学、艺术和哲学的“软世界”。焦虑和抑郁都发生在阳光底下的日常生活世界中，而冷静、超脱和美妙的梦境都属于月光下的世界。音乐是象征性的语言，是心灵世界的转化器，而莫扎特的音乐最善于把阳光底下世界的严酷和炽热转化成月光下世界的柔美和清凉，转化成梦乡。欣赏音乐并不只是接受一种声音的物理刺激，更是一种灵魂的对话和心灵的洗礼，需要真诚和信任，需要投入和共情。

古希腊哲学家毕达哥拉斯有一次经过铁匠铺，从铁匠打铁时发出的谐音中得到启发，比较了不同重量的铁锤发出不同谐音之间的比例关系，从而测定了各种音调的数学关系，以后他又在琴弦上做了进一步的试验，找出了八度、五度、四度音程的关系。正是从音乐的和谐美中他建立了以数为本原的本体论和宇宙学。从某种意义上说，从行星运行、电闪雷鸣、暴风骤雨，到虫鸣鸟啼、牛哞马嘶；从婴儿啼哭、心跳呼吸，到铁匠敲打的声音和殿堂的圣乐，我们的宇宙的确是一本用声音节奏写成的书籍。如果想读懂这本书，想透彻地理解这本书的精神，就不得不从学习音乐开始这种训练。

莫扎特的音乐抒情、流畅和诚挚、明朗，充满青春的活力；贝多芬的音乐充满想象力，热情磅礴，具有英雄的气概；舒伯特、门德尔松、舒曼、李斯特的音乐清澈如水，充满诗情画意的幻想……音乐家们为人类的精神世界建造了一座座美好的伊甸园。

莫扎特的造访

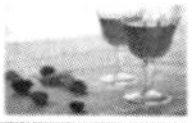

◎赵丽宏

真正的天堂是没有的，所谓天堂，都是梦想幻想或者是人工营造的情景。我曾经在一篇文章里把美妙的音乐比作天堂的声音，听者沉浸在这美妙的音乐中，就好像走到了天堂门口。音乐会把你的灵魂带进人间看不到的神奇世界，其中风光的绮丽和色彩的丰繁，任你怎么夸张地描绘也不会过分。当然，并不是所有的音乐都可以把你引进天堂，音乐家也有烦躁不安的时候，当音乐家把他的烦躁不安化为旋律时，这样的旋律带给你的也可能是烦躁不安。所以我不可能喜欢一个音乐家的所有作品，包括伟大的贝多芬。但是，有一位音乐家例外，那便是莫扎特。莫扎特往往是漫不经心地站在我的面前，双手合抱在胸前，肩膀斜倚着一堵未经粉刷的砖墙，他微笑着凝视我们全家，把我们带进了他用光芒四射的音符建造的美妙天堂。

既然生活中有这样一个天堂，而且她离我们并不遥远，那么，为什么不经常到天堂里去游览一番呢？此刻，在我写这篇文章的时候，我家的音响中正播放着莫扎特的《F大调第一钢琴协奏曲》。妻子在读一本画报，儿子在做功课，音乐对我们全家都没有妨碍，尤其是像莫扎特第一钢琴协奏曲这样的作品，我们三个人可以在音乐的伴奏下各自做自己的事情。

我曾经告诉儿子，莫扎特写这部作品的时候，还不到十岁。儿子睁大了眼睛，惊奇地问："真的？他是天才？"

"是的，是天才，他是上帝派到人间传播美妙音乐的天才。"我这样地回答儿子。十岁的莫扎特，心里没有任何阴霾，没有忧伤和恐惧，只有对未来的幻想和憧憬，一切都明丽而鲜亮，莫扎特把童年时代的梦幻都倾吐在他的音乐中了。我喜欢这样的音乐在我的周围幽幽地回荡，从钢琴上蹦跳出的音符，轻盈而圆润，犹如一滴滴清澈透明的雨珠，从冥冥的天空中落下来，在宁静的空气中飘荡，你看不见它们，接不住它们，却真切而优美地感觉到它们的存在，感觉到它们在轻轻地拨动你的心弦。它们滴落在任何地方，都会反弹出清幽脆亮的回声。美妙的旋律无微不至，仿佛是春天的微风从草地上拂过，没有什么能躲过那柔情的手指的抚弄，闭上眼睛你就可以看见那些在微风中颤动的野花，还有在花瓣上滚动的露珠，小小的蝴蝶扇动着它们的彩色翅膀，从这片草叶上，飞到那片草叶上，终于在一朵金黄色的小花上听下来，微微喘息着，让湿润的风吹拂那对美丽的翅膀……

我问儿子，在莫扎特《第一钢琴协奏曲》的旋律中想到了什么，儿子说："看见一个金头发的孩子在弹琴，他坐在花园里，身边有一个很大的喷泉，喷出银色的水花，漫天飞舞。"妻子说："我感觉到有一条小溪在绿色的山坡上流淌，小溪里都是五彩的石头。"儿子笑着总结："有喷泉，也有小溪，还有春天下雨在树林听到的声音。"

说完话，我们仍然自己做自己的事情，除了音乐，家里没有其他声音，然而世界上一切美丽的音响都在我们小小的家中回荡……有莫扎特的音乐陪伴着，家里是多么安静多么好，连阴晦的天气我们也能感受到阳光灿烂的情调。莫扎特，谢谢你的造访。

当然，莫扎特决不像有的人说的那样，他的旋律中永远是欢乐和愉快，仿佛除了欢乐，他没有其他情绪。这怎么可能？莫扎特毕并不是不食人间烟火的神仙，生活的艰辛和人生的磨难不可避免地也会出现在他的音乐中，只是他从不号啕悲哀，他永远用优美的声音来表达自己的感情，即便这感情充满了忧郁和哀伤。有一次，听莫扎特的《施塔德勒五重奏》一支安闲而出神入化的单簧管，在几把提琴的簇拥下，如泣如诉地吹出委婉凄迷的旋律。这是莫扎特晚年的作品。儿子评论说："这段音乐，好像有点伤心。"是的，孩子，你听出来了，是有些伤感。虽然和他的其他作品一样优美，但那种无可奈何的伤感情不自禁地从优美的旋律中流露出来。和他的第一钢琴协奏曲相比，这是完全不同的情绪，前者是孩童对世界美妙的期待，后者是一位饱经沧桑的艺术家发自心灵的叹息。都是莫扎特，都是那么清澈纯净，但反差是如此之大。这就是人生的印记，谁也无法超越它们。

“他为什么要写这首曲子？”儿子问我。我告诉他，有一个吹单簧管的音乐家，名字叫施塔德勒，是莫扎特的好朋友，莫扎特写这部作品，就是送给施塔德勒的。这是对友情的怀念和歌颂。“哦，莫扎特在想念他的朋友。”儿子自言自语。

人间的友情，难道就是这样蕴含着深深的忧伤？

单簧管如同一个步履蹒跚的旅人，尽管疲倦劳顿，却依然保持着优雅的姿态。提琴们犹如一群白衣少女，在他身后翩翩起舞，少女们追随着他，他却只顾往前走，不紧不慢，和少女们保持着小小的距离，它们的脚步声汇合成和谐沉稳的节奏……在寒冷、饥饿的窘迫中，真挚高贵的友情是怎样一种色彩呢？我在单簧管优雅而踉跄的步履中闭上眼睛，我看见了那个吹单簧管的音乐家，他忘情地吹着，陶醉在一颗高贵的心赠予他的友情的歌声里，温暖的烛光随着音乐的旋律在他的脸上晃动。烛光照射的范围是那么狭窄，听众们都在不远的黑暗之中。黑暗中，莫扎特站在人群的后面，正像我想象的那样，他斜倚在墙上，默默地听他的朋友把涌动在他心中的音符一节又一节地表达出来。在音乐的光芒中，他苍白的脸色显得那么焕然，他的眼睛里闪烁着晶莹的泪珠……美好的音乐并不能改变惨淡的人生，然而它们却把无数奇妙的瞬间留在了能听懂这些音乐的灵魂中。哦，莫扎特，你的欢乐和忧伤都是人心中至美的诗篇，喧嚣的噪声永远无法淹没它们。在你的诗篇笼罩下，人心是可以沟通的，不管你是年老还是年轻，不管你说的是何种语言。

儿子刚生下来时，我就让他听音乐，我从我的并不丰富的音乐录音带中挑选了半天，选出的是莫扎特的一组钢琴曲。妻子说：

"行吗？给他听这样的音乐？"我说："为什么不行？莫扎特不是深不可测，难以接近的。你怀孕的时候，不是也常常听这样的音乐吗？儿子在你的肚子里时，已经听过了，他不会感到陌生。"妻子笑了。当时根本没有什么高级的音响设备，一个很简单的匣式录音机，放在摇篮边，把音量开得很轻。音乐就这样在出生不久的儿子耳边响起来。一个遥远的外国人，用亲切的口气，向我们的婴儿描绘着他的仙境一般的梦幻……儿子安安静静地听着，眼睛睁得很大，望着天空，似乎想在天空找到那美丽旋律的影子。最有意思的是，每当他哭闹时，只要打开录音机，让莫扎特的旋律在他耳边响起来，他立即就会停止啼哭，变得十分安静。他的小手舞蹈般在空中挥动着，仿佛是想抓住飘荡在他耳边的那些奇妙的声音。他永远抓不住那些奇妙的声音，所以这些声音就越来越奇妙。他常常是听着音乐安然入睡，莫扎特在轻轻地为他催眠……在蒙昧混沌的世界中，有这样的音乐渗入心灵，会怎么样呢？音乐会不会像种子，落进在尚未耕耘过的心田中，悄悄地发芽长叶，开出清馨典雅的花朵？

我告诉儿子，莫扎特离开人世时，两袖清风，一无所有，他甚至没有为自己留下买一口棺材的钱。在风雪中，他被不认识的人埋葬在谁也不知道的地方。人们甚至无法在他的墓地上献上一朵小花。

"他为什么那么穷？"儿子的目光里饱含着困惑和不平。

"因为那时的音乐不值钱。"我的回答无奈而黯然。

这时，我们的耳边充满了莫扎特的音乐，是他的最后一部交响乐《第四十一交响曲》。那是蓝色的海水，平静地冲洗着沙滩，那是人心和天籁的融合，是超越时空的预言，是不死的灵魂在呼吸，天地间回响着那永恒的潮汐，无穷无尽……

"钱算什么！"儿子突然喊道，"钱会烂掉，音乐活在人的心里！"

我和妻子相视一笑。在音乐的流水声中，我们狭小的屋子变得无比宽阔，所有的墙壁都消失了，可以看到最遥远的风景。莫扎特像一个目光平和的天使，在我们的前方翩翩地飘行。我们幻想中所有美丽的地方，他都能引导我们抵达……

阅读材料

欣赏莫扎特

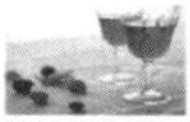

◎赵鑫珊

欣赏莫扎特音乐的最佳时间和地点，当然不是在阳光灿烂的蓝天底下，不是在四周看台上全是人头攒动的能容纳 10 万人的足球队场，甚至也不是在世界各个著名的音乐大厅内。

即便在光天化日的露天，也要选在牧场、草地和幽静的山谷，或者是在苍郁的荒原，那里有弥漫长空的铅灰色浮云，遮断了晚秋的蓝天。

至于时间，当然不在黎明、早晨、上午、正午或下午，而是在黄昏落日，苍茫的暮色，远处天地交接的界线已经变得模糊不清的时分……

其实，我们所谓的世界，大致上可以分为两个：阳光底下的世界和月光底下的世界。

柴、米、油、盐，或衣、食、住、行，以及婚姻家庭、政治、工农业生产……便是阳光底下的世界。

这是一个由事实构成的硬世界。商业经营、工业管理和医疗诊断等方面的决策问题当然也属于这个硬世界。

恋爱则属于月亮底下的软世界。

因为恋爱具有梦的性质，而所有的梦都是正宗的月光底下的世界。

所有的恋人大概无一例外都不愿在光天化日之下幽会，而是选择在黄昏，或月亮刚从河边的柳树梢上缓缓爬起来的时候。地点又多半在亭亭如盖的幽静的树下。

科学、艺术、哲学也属于月光底下的世界。

莫扎特的音乐尤其典型。

他善于把阳光底下世界的严酷和灼热，转化成月光底下世界的柔美的清凉，转化成梦乡。他说，他作曲是一气呵成的，这过程就像是一个甜蜜而美妙的梦想 。

当然，莫扎特有的曲子，我们也可以在光天化日之下的露天演奏和欣赏，如他的大量乡村舞曲和德国舞曲，还有一些歌剧。

而其他绝大部分曲子最好在晚上或静夜欣赏。

也许有读者会提出质疑：

《安魂曲》的主要部分是莫扎特在花园里写成的，为什么演奏、欣赏这部作品的时候最适宜在晚间？

回答：

莫扎特是个千载难逢的大天才，他的创作灵感、构思和谱写曲子是不受时间限制的。何况他一生到处旅行演出，也不能讲究什么时间地点。一般来说，人是在这三种状况下猛来灵感，动笔创作的：

一、坐在滴滴答答的马车里沉思、遐想；二、酒足饭饱后一人独自在露天草地或花园里散步；三、夜里睡不着的时候。

天才不受时间的限制。我们这些普通人就要借助于夜幕降临走进月光底下的软世界；它断绝了同阳光底下世界的一切联系。

我们在夜晚欣赏《安魂曲》，更容易进入软境界，尤其是在深秋初冬的夜晚，你一个人蜷缩在一间九平方米的阁楼里，或者寒冬腊月，外面下着鹅毛大雪，阁楼里的火炉间或还会发出毕毕剥剥燃烧的声音，这时候便是欣赏莫扎特交响曲、奏鸣曲、钢琴协奏曲和小提琴协奏曲的最佳时间和地点。

音乐大厅吗？

不见得是最佳时间的地点。

规定我在指定时间同莫扎特的灵魂恳谈，相互撞击，我不见得会来情绪，不见得会在七八百个陌生听众中间掏心掏肺，倾心吐胆。

同莫扎特的灵魂相对而坐，抱膝长谈，最好是单独一个人，在初冬夜晚的小阁楼里，窗外是长林古木，振之以萧萧的西风，照之以朗朗的明月……

亲近音乐，远离烦恼

导读

对音乐的爱好常常与青少年时期的特殊经历有关。对音乐爱好的程度并不在于自己演奏水平的高低，而在于自己参与实践的过程。没有实际学习和演奏音乐的人是很难理解音乐的那种特殊的亲和感的。因此，音乐治疗最好的方式莫过于自己参与演奏。

为什么世界卫生组织在2000年戒毒年有一个口号就是“亲近音乐，远离毒品”？这说明音乐能召唤人心灵深处的良知。人的精神缥缈无形，难以把握，如果没有居所是很容易走火入魔的，而语言和音乐就是人类精神的居所。如果没有时间或者没有条件看书，听音乐和玩音乐也是一种不错的选择。

临床中不难发现的一个事实是：那些整天担心自己身心状况的人往往是没有什么业余爱好的，原因是他们正陷于生活中的人际矛盾等苦恼之中。一个世事繁杂、心气浮躁的人会不知不觉对音乐和玩乐器失去兴趣。为什么下文的作者偶尔拉了一把二胡，“竟有一种久违故人、恍如隔世之感”？这似乎说明音乐与世俗之间具有一种特别的关系，即陷于红尘的人容易丧失对音乐感受的天性。俗语说：近朱者赤，近墨者黑。亲近优美高雅的音乐，可以远离烦恼。

音乐的魅力

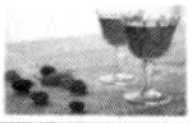

◎万振环

音乐有一种特殊的魅力。记得有一位作家说过：不懂得音乐，就不懂得生活。音乐确实成了我生活中不可缺少的一个重要组成部分。

我从小就喜爱音乐。家乡每逢红白好事，都会请来一班笛鼓手前来“闹八音”，吹、弹、打、拉，那优美的音乐常常使我听得如醉如痴，站在旁边乐而忘返。少年时代，我对二胡爱得入了迷，但家里贫穷买不起，只好自力更生“土制”：从屋后自家的竹林里斩下一节老竹筒，找到一大块蛇皮，边沿涂上鸡蛋白，然后牢牢粘在竹筒上；再用树枝做一根琴杆，安上两个把子，到圩上买回两条琴线；又用竹枝烧弯成一把弓，没有马尾就用菠萝纤维替代。这样，一把土里土气的二胡便做成了。

每天放学回来，或者天气炎热的夏夜，我就拿了这把心爱的二胡，搬了张椅子，走到竹林里，或到外面的月光下，坐在那儿，自我陶醉地拉呀拉呀，先练指法（事先我已请教过师傅如何拉），不出半年，已学会拉许多歌曲，指法日渐娴熟，后来还多次参加过村里的文艺演出哩。

年少，容易充满幻想。除了二胡，我又学会了吹口琴，弹秦琴。口琴是舅舅送的，那悠扬婉转的吹奏，至今印象还很深；尤其是那秦琴时慢时急的弹奏，那叮叮咚咚的乐声恰似山泉水滴，屏息静听，真是美妙极了。

我早就想有一把高档的二胡，但一直买不起。大学毕业参加工作后，我拿着第一个月领到的工资，兴冲冲地到乐器店去选购了一把漂亮的二胡，终于如愿以偿。

在“文革”中当“逍遥派”期间，我独处一室，整日无所事事，加上婚姻变故，意气颇为消沉。如何打发这难挨的岁月？我突然对扬琴产生兴趣，于是自己动手，用一张床板锯成两块，拼装成一架扬琴，买来十几根钢钱，两端用螺丝钉固定，对着一本参考书，居然学打起扬琴来。尽管音量远不及正宗扬琴，但音质还是挺好的。这架扬琴成了我在生活中消愁解闷的伙伴。夜晚，外面武斗的枪声噼噼啪啪；室内，却响起一阵阵叮叮当当的扬琴敲击声。多么不可思议！

比较地说来，这几种乐器中，我拉得最好的还是二胡。当然，还远远谈不上精通，只是业余爱好而已。随着年龄的增大，世事的繁杂，心气的浮躁，这二十年来我对它已经失去了兴趣，没有再拉过一次了。最近忽然心血来潮，从书架顶端把旧二胡找出来，拂去灰尘，试着拉了一拉，竟有一种久违故人、恍如隔世之感。拉完我小心翼翼地把它重新包好，放回原处。

虽然自己不再拉了，但我还是非常喜爱二胡曲，像《二泉映月》、《春江花月夜》、《漳河水》等名曲，是我平素最爱听的“保留节目”，我把它录进录音带里经常欣赏。后来又迷上用小提琴、古筝、笛子和萨克斯等中西乐器所演奏的乐曲。我有一个索尼微型收录机，里面录有十几首我所喜爱的乐曲，每当出差便随身携带，走遍天涯海角都可以欣赏。特别是近几年来CD、VCD相继问世，对于欣赏音乐就提供了非常便利的条件。

每天下班回来，放上一张自己喜欢的光盘，那美妙的乐曲便如丝丝缕缕发射出来，顿时厅内便被温馨、幽雅的气氛所充溢，置身于这种美好境界，一边进餐一边欣赏，简直有如神仙过的日子哩！当你心情欠佳之时，听听那陈安华的古筝弹奏，余其伟的高胡演奏，听听那《敖包相会》、《牧羊姑娘》、《康定情歌》等等，心头的郁闷便被大风一扫而光。当你心头烦躁不安的时候，听听小提琴协奏《梁祝》、《高山流水》、《姑苏行》等等柔情乐曲，胸间的澎湃激情便会倏尔安静下来，有如静水一潭。在那优美旋律的抚慰和意境的熏陶下，你的心灵竟会出乎意料地得到净化，变得美好起来，摒弃掉一切失意、沮丧甚至颓废的情绪，重新鼓起生活的风帆。

还听说音乐可以治病，治疗失眠，仔细思之，确乎信然。

在气象万千、丰富多彩的音乐世界里，有的雄浑，有的深沉，有的悲壮，有的婉转，有的欢快，有的轻松。就个人而言，我特别喜欢那些充满柔情浪漫情调的乐曲。它已经成为我生活中的精神食粮。

“前人种树，后人乘凉。”应当感谢那些呕心沥血创造出传世之作的天才艺术家，尽管他们许多人早已灰飞烟灭，但他们的名字同自己的杰作一起，已变成人类的瑰宝而不朽！

亲爱的朋友，爱音乐吧！它会陶冶你的性情，它会净化你的灵魂，它会使你的人生变得无限美好，它会使你的生活变得更加绚丽多姿……

音乐，确实是人类的良师益友。

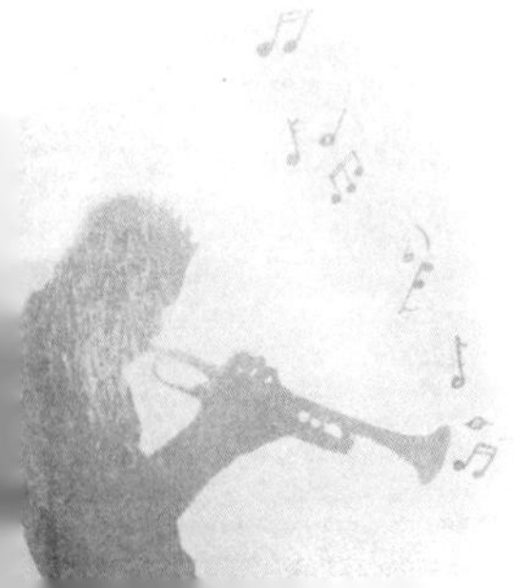

音乐是爱欲的升华

导 读

这几乎是生活中的一个情感定律：普通老百姓对音乐的深切感受往往是与个人对某一段时光的记忆联系在一起的，唱起或听到那段音乐就会勾起对往事的回忆，引发出一种怀旧的情感。因此，音乐是储蓄感情记忆的一个宝库，音乐治疗正是利用了人情感的这样一种规律，因人而异地使用与当事人故事相契合的音乐来引发自由联想，帮助他们开启精神分析的大门。

作者的体验证明了这样一个道理：一曲音乐是否能激发欣赏者的共鸣，是否能在他的心中留下深刻的印象，与当事人欣赏时的处境和情感状况密切相关。丰富多彩的音乐宝库为各种心理困扰和在人生旅途中彷徨的人找到知音提供了可能。问题在于你要有一种接触音乐的机会，一次看似偶然的音乐与心灵的碰撞。在下文讲述的经历中，假如不是那个夏天的晚上，假如那次别人弹奏的不是《少女的祈祷》，假如作者不是那样恰好与这首乐曲偶遇，也许就没有作者今天的这种刻骨铭心的体验与记忆。

一曲音乐对欣赏者震撼力的大小，还与欣赏者与作曲者在年龄、性别、气质和人生境遇等方面的相似程度有关，这是符合心理学原理的。如，一个18岁的少女作的《少女的祈祷》与一个同龄的异性欣赏者最容易产生心灵的沟通与共鸣，下文的聆听者坦言，这首钢琴曲多少次如甘露般泼洒在他龟裂的心田上。虽然那时“现实生活中没有一个女子爱我”，但《少女的祈祷》平息了一个骚动的灵魂，包扎了一个受伤者的伤口，激起了一种憧憬。在憧憬中，聆听者的心既光亮又温暖。

艺术世界最深刻的功能是爱欲受压抑的升华，《少女的祈祷》这曲音乐给予一个男人的正是感情的皈依、理想的依托和爱欲的升华。她不仅使人的注意力从痛苦的爱的目标发生转移，而且有助于使人的灵魂挣脱有限的躯壳，从苦难的现实转移到解脱的梦境，通过诗一般的语言同永恒进行交谈。

《少女的祈祷》的音乐魅力还在于她在祈祷上所展开的想象，好似将被尘世所污渎的心灵放到烛光下细细明辨，把躁动不安的灵魂置于浩瀚的宇宙中澄明，在心浮气躁中找到宁静，体验心灵与宇宙合一的圣洁和崇高。因此，音乐可以提升人格中的自信和对生命与生活的热爱，驱除人格中的卑微与抑郁。

阅读材料

我与《少女的祈祷》

◎赵鑫珊

像每个人一样，在我身上高贵和卑微也是并存的。当《少女的祈祷》一响，我的高贵就会抬起头，激昂慷慨，明显地占上风；这时卑微就会被压制，退缩，甚至销声匿迹。

人的一生某些重大情感性事件往往是同一首曲子或一首歌扭结在一起的。

这些年，只要《少女的祈祷》这首钢琴曲一响，我的内心世界顿时就会被她的灵魂拔高、点燃、照亮；我就会不再卑躬屈膝地挣扎在生存的狭小深谷，既困惑又潦倒；我就会醒在一个明亮的梦里，在绿色和蓝色的雾中，祈祷中的少女便会将我的悲哀和烦忧一丝一丝地捣碎、扯断。

音乐形象祈祷中的少女，恰如正在蓝天白云底下五月的原野上采摘一朵紫罗兰的少女；微风拂其衣裙，比在日常现实生活泥潭中挣扎的、不祈祷的女人要温柔许多，纯洁许多，高贵许多，更接近我中心一叶理想风帆的追求。

这也许算是一段超柏拉图的精神胶着和亲合，当然更主要的是宗教感情的一番洗礼和潜移默化。它虚无缥缈如太空一片浮云；但又如光风霁月，如“落霞与孤鹜齐飞，秋水共长天一色”。在我的生命史上，这段“隐私”竟断断续续穿越了我整整三十个春去秋来的椭圆形轨道；即便是现在，我这颗饱经世事的心依旧会被她一声合掌祈祷，那天使般的时而娴静时而激昂的咏唱，为之紧缩，颤抖，心碎。——我敢说，一切纯洁的类似于宗教情感的爱恋在本质上都是紧缩的、颤抖的、心碎的。因为它神圣，含有某种敬畏和崇拜的成分。女人崇拜男人的力度和硬度，男人则在女人的温存和柔情面前拜倒。

说给你听你也不会信，我的“恋她情结”所胶着、凝固的女子，我的力比多所释放的对象，竟是用旋律语言在钢琴黑白相间的键上所塑造出来的一个绝对摸不着的音乐形象——一位正在做晨祷或晚祷的波兰少女！

的确，谁又能否认幻想中的爱不如真实的爱更为持久，更为猛烈，更为动情和刻骨铭心呢？这恰如我们不能把牛顿力学中的 $F=ma$ 看得比物质世界中的力、质量和加速度远为逊色。

我有位同事，她是通过两地书信谈恋爱，认识她丈夫的。她非常爱读他的情书。因为那些散文诗般的情书给了她许多梦样的缠绕和陶醉，给了她许多想象力的空间。“情书中的他比实际生活中的他有魅力得多。”婚后她有点抱怨说。

我理解这类抱怨的本质和深意，因为艺术形象必定高于现实形象。《少女的祈祷》便是一个出类拔萃的艺术形象。我想起有位农夫好心地问一位正在林中作画的风景画家："先生，这大片森林都在您的庄园里，您为什么还要在画布上画一株枯萎了的老橡树呢?"

我第一次听到《少女的祈祷》这首世界著名的钢琴小品是在很久很久以前，即1958年的暑假。当时要听到这曲子可不像今天这样容易。因为没有收录机，电子音像设备远不如现在这样普及。

像往年假期那样，因为我是靠十四块钱助学金度日的穷学生，没有路费回南方探亲，只好孤单单地继续留在北大校园里。也许，当一个人在物质生活贫困的时候，他的精神幻想生活就会空前显示其活力。1957年反右后，国家极不正常的政治生活所造成的对人的压抑，和一位女同学对我的情爱拒绝这两件事叠加在一起，更鼓动了我的幻想气质。当时恐怕没有一个女子会爱上我的。因为我的年纪比她们都小。事后很久我才恍然大悟：女人绝不会钟情于比自己嫩，比自己还没有主见的男子。

我之所以要在这里交代这么几句，因为这是我对《少女的祈祷》深深感受的心理机制和刻骨体验的心理背景。不把自身的内外阅历注入到某部文学艺术伤口欣赏中去是从来没有过的事。艺术同宗教一样，它的功能和价值本在弥补现实生活中的缺陷和遗憾。那些年，现实生活中没有一个女子爱我，我就偷偷地跑到文学艺术作品中去发疯似的爱苔丝，爱霍桑笔下《红字》里面的女主角海丝特。这是爱的目标移位，从苦难的现实转移到解脱的梦境。不然，是会疯的。对于我，所有这些"永恒的女性"都是一所所大学，都是速效兴奋剂。有了这速效剂，这求生的大诱因和大鼓舞，世界和人生才获得了不易折断的支撑，才有了不易摧毁的根基。这理由，正如有位非常孩子气的女作家所说：人生不能没有恋。

1958年夏日的一个晚上，我路过未名湖畔生物系供动物生理试验用的养狗房，突然从坐落在附近的一片茂林修竹中的钢琴房，传来一阵由虔诚、热情的和弦所组成的引子，随后在高音区便奏出了一个纯银白色的、大常亮丽、非常柔婉的主题。其韵清和，抒情；

其声发祷，炽热。在流畅如歌的咏唱中，多天真烂漫的美质，颇有“千古恨，与谁语”的慨叹。其结尾部分为全曲高潮，仿佛有“托身已得所，千载不相违”的决意和归宿感。

我被这段澄怀的抒情诉述所深深感染、吸引。就其美学意境来说，它和舒伯特《圣母颂》、门德尔松《春之歌》、和贝多芬《致爱丽丝》同属使听者神飞扬、思浩荡的浪漫派杰作。当时我仿佛超越了自身，超越了已知的经验界限，走出了狭小的生存深谷。双眼泛潮了，我蓦地想起一句古诗：

风乍起，吹皱一池春水。

趁着最末一个休止符，我像走进一座教堂似的蹑手蹑脚步入琴房，发觉弹奏者竟是我的朋友，中文系的刘季林，四川矮个子，绝顶地聪明，《儿童钢琴曲集》的作者。

“刚才弹的是什么曲子?”

他指了指乐谱上的几个英文字：*The Maiden's Prayer*。

“哦，《少女的祈祷》！标题音乐，旋律太扣题了！”

“一支无言的歌，心在咏叹，心在唱！”刘季林激动地说。

在标题的下方，印有作曲家的姓名：Tekra Badarzewska（特克拉·巴达尔泽夫斯卡），从这个姓名来说，作者很可能系斯拉夫民族，波兰人，女的。

这当然都是我当时的猜测。我因为十分喜欢这首曲子，所以很想知道作者的生平和身世，尤其想知道关于创作《少女的祈祷》的一些背景材料。为此我曾请教过好几个懂行的人，但他们都是一问摇头三不知。有位中央音乐学院的讲师甚至对我说：“大概是个三四流的无名作曲家吧，不值得我们去查阅他的身世。”但我还是查阅了英国、美国和德国的百科全书，可惜毫无结果。也许在这些主编眼里，只有巴赫、莫扎特、贝多芬、肖邦和舒曼这些大师才有资格在权威性的百科全书中占有显赫的地盘，至于《少女的祈祷》及其作者则是不能登堂入室的。

不是吗，在世界各地一切规格较高的大型音乐会上，《少女的祈祷》从来就没有同贝多芬的钢琴奏鸣曲或肖邦小夜曲并列在一起为某著名钢琴家演奏过。我知道，《少女的祈祷》只是一件通俗的小品，然而却是何等伟大而辉煌的小品啊！法国作家都德的短篇《最后一课》不也是一个伟大的、震撼人心的小品吗？用三五笔勾勒而成，情高格逸，襟抱超然，莫过于这些通俗小品！

然而几乎没有一本西方音乐史或音乐美学的专著提到过巴达尔泽夫斯卡的名字。——对此，我愤慨了。我觉得这不公平。

自那以后，岁月匆匆，一晃就是30年。在这些人生苦乐并存的日子，不管我身处何时何地，只要我一听到《少女的祈祷》声，那热情高涨的律动，那优美的主题变奏，我的情感就会达到高峰。——每次高峰都是一次顿悟，都是一次突然的自我发现，都是一次难忘的超现实的时刻。遇到这种时刻，我就会怀着感激的心情轻轻地叫唤一声：

哦，巴达尔泽夫斯卡！——一个多么陌生、名不见经传、默默无闻的不朽作曲家！不朽，是因为《少女的祈祷》还活着，还在使万千听众向一个最崇高、最神圣的对象超升祈合，轻愁婉转，不能自已。我又想起中国一句成语："室雅不在大，花香何须多。"我还想起肖邦致坡托卡的一封信："巴赫像一位天文学家，他借助于暗码发现了最奇妙的星星……贝多芬利用他的精神力量拥抱了宇宙……我爬不上这么高，我早就打定了主意，把人的心和魂作为我的宇宙。"

是的，在艺术世界，各有所长，各有各的绝招。谁也休想替代谁，谁也休想挤掉谁。在一次盛大的宴席上，有烤鸭，有全鸡，但也不能少一小盘花生米或海蜇皮。在盛大精神酒席上，也必须如此。巴达尔泽夫斯卡的唯一成就就是用音的鲜明色彩和横逸奔放的律动在钢琴上塑造了一个正在热烈祈祷的少女形象。在西方音乐史上，这个形象是独一无二的。仅凭这个形象，巴达尔泽夫斯卡就应占一席地位！这个音乐形象或许正是作曲家本人，就像《简·爱》是女作家的自画像。

这许多年，正是这个超尘脱俗的音乐形象加深了我重内游、收心内视、独与天地精神往来的气质。尤其在深夜一两点钟的时候，这首曲子的律动还会教我为这无穷的宇宙空间回荡着亘古的静穆不寒而栗。人处在这种心态，仿佛自己就是个诗人哲学家。哦，“夫声乐之入人也深，其化人也速”。

此次我因想动手撰写这篇回首往事的音乐随笔，只好特意冒着雨雪为巴达尔泽夫斯卡的生平和身世泡了一个下午的上海图书馆。真是苍天不负有心人。在昭和四十一年出版的日文版《标准音乐辞典》和1967年联邦德国出版的两卷本《布洛克豪斯大百科全书》等四种工具书中，我终于喜出望外地查找到了巴达尔泽夫斯卡的身世，尽管四处加在一起也仅有寥寥数语：

波兰女作曲家兼钢琴家，1838年生于华沙，1861年死于同地。《少女的祈祷》系她18岁所作，1856年和1859年分别在华沙和巴黎出版。20世纪该曲风靡于世界各地，经久不衰，为通俗钢琴出版发行量最大的作品之一。此外她还创作过其他34首“沙龙钢琴曲”，却被人遗忘。

哦，原来是她18岁所作！我肃然起敬了。

三月底的上海，又冷又湿。在图书馆阅览大厅一片寂静中，油然回荡着我的无端惆怅和悲凉的心声。想象中的华沙郊外某处，荒坟一角，衰草寒烟，当是巴达尔泽夫斯卡的长眠之地。

也许，上天妒她的才华，上帝才过早地把她唤回了天国。她只活了23个春秋！——有用的人早走了，留下了一件永久的有用；没有用的人赖着迟迟不走，从头到脚是一堆的蠢。

巴达尔泽夫斯卡所生活的时代是波兰民族被奥地利、普鲁士和俄罗斯瓜分、蹂躏的日子，也是她的文学艺术闪烁其浪漫光辉的岁月。肖邦和密茨凯维支是巴达尔泽夫斯卡的同时代人。波兰著名小提琴演奏家兼作曲家维尼亚夫斯基仅比巴达尔泽夫斯卡大3岁。他的《莫斯科回忆》是我非常喜欢的一部小提琴曲。它同《少女的祈祷》一道，恒能在我心中勾起对音乐最高艺术价值的自觉，渐渐地向人格完成的境界步步逼近。

巴达尔泽夫斯卡的履历就像她的心曲一样简洁；她的身世宛如她的祈祷和绝唱，那么清澈、透明，那么喷薄而出，在19世纪灾难深重的波兰夜空久久地缭绕，回荡。

对于我，有关她的生平身世这一点滴信息也就足够了。其余的一切，均可由我们的想象力去填补其空间。30年的小谜终于解开了。今天，我趁此机会把这一风本寒烟空断魂的信息转告给喜欢这首曲子的西方古曲音乐之友，也算是我对巴达尔泽夫斯卡的最好悼念！而且还是我对她这唯一一首传世之作的感激之情！——这些年，因为它给了我许许多多，我的心路历程亦受惠于它许许多多。我又想起了中国一句古诗：

其人虽已殁，千载有余情。

30年来，《少女的祈祷》如秋风朗月之夜，宇宙澄清，上下天光，竹影摇动，多少次把甘露洒播在我焦灼的龟裂心田；多少次荡涤了我灵魂上的尘垢。尤其在我的青年时代，在“少年维特烦恼”的苦闷时期，它曾给了我感情的皈依，理想的依托，爱欲的升华。艺术世界最深刻的定义之一正是爱欲受压抑的升华。

“由于女人，理想才出现在世界上——没有她，男人会是什么？许多人会由于一个姑娘成为一个天才，会由于一个姑娘成为一个英雄，会由于一个姑娘成为一个诗人，会由于一个姑娘成为一个道德高尚的人——但如果这个姑娘被他弄到手，他就不会成为一个天才，因为由于她，他只能成为一个枢密顾问官；他也不会成为一个英雄，因为由于她，他充其量成为一个将军；他也不会成为一个诗人，因为由于她，他充其量成为一个父亲；他也不会成为一个道德高尚的人，因为他没有得到任何改变，他唯一希望的是他不会有什么改变……可曾听说有人由于他的夫人而成为一个诗人？只有男人还未占有她，她才是一个鼓舞。”

说这段话的人是西方存在主义的先驱者克尔凯廓尔。这些年，我同《少女的祈祷》或《祈祷中的少女》的关系大致上也是这种被鼓舞和鼓舞的关系，而不是占有和被占有，尽管我并没有因她而成为一个诗人，一个哲人，但我毕竟懂得喜欢或追随诗人和哲学家。至少在听她喃喃祈祷的时刻，我想成为一个道德高尚的人。——忏悔自己灵魂的阴暗面，加倍意识到我这一生的使命。我想起护士的起源。1870 年普法战争法国伤员甚务。男看护短缺。伤兵情绪极烦躁。后来只好破例招聘了一批女护士，结果伤兵情绪立刻稳定下来，伤口愈合得又快又好。《少女的祈祷》于我，就有平息灵魂骚乱、包扎好内心伤口的功能。在过去漫长的“极左”路线下，我的“内伤”实在太多。

《少女的祈祷》其实是 18 岁的巴达尔泽夫斯卡的祈祷。比起教堂里的仪式，我更喜欢这种彻底艺术化了的祷告。因为它比烟火缭绕、烛火和十字架更能在我心中激起一种憧憬，对某种神秘的、飘忽不定的、既崇高又庄严的东西的憧憬。在这种憧憬中，我的心又光亮又温暖。

在本质上，祈祷永远是同诗化本体论和本体论的诗意化联系在一起的。祈祷是你的灵魂挣脱了有限的躯壳，通过诗的情绪在同上帝或永恒进行交谈：面对生之不易、死之可期的荒诞，潜心对人生真谛的探索。

宗教不同于迷信：迷信是无知，宗教是文化；迷信阴暗，宗教亮堂；迷信丑陋，宗教美丽；迷信低廉，宗教高贵；迷信是文盲加愚蠢，宗教是抒情诗，是灵魂的倾吐，是诗化本体论哲学，是高远幽深的审美境界，是人生扁舟一叶在狂风狂浪中寻找一处平安、宁静的港湾。这是一些本质的差异，也是《少女的祈祷》的价值基础。所有这些质的区分，有相当一部分都是《少女的祈祷》长期启示我、陶冶我的结果。这启迪和熏陶宛如春天白桦林所萌发出来的第一批叶芽向我的灵魂作猛烈的冲刺。不可思议的是，那一串银铃般的纯净音响还暗暗教我凭直觉区别男人的性欲和情欲，区别性感的女人和天使般的女人。

祈祷中的少女都很美，都是天使。因为在她的头上恒有一圈驱不散的圣光朗照，弥漫。试问：一个正在作诗的超越的少女哪有不美的道理？

1984 年冬天，我去上海一座著名的教堂体验生活。我好奇地问一位青年出于什么动机来此做礼拜。他很坦率，说是为了找女朋友。我听了既惊愕又反感。当他解释说，有宗教信仰的女子心地都是美的。我频频点头，深表赞同。

30 年来，令我十分遗憾和痛苦的是，我始终没有坐在钢琴旁把《少女的祈祷》全部弹下来。我知道弹奏这个小品的手法原是很朴素的，完全适合于初学者。但即便是这点粗浅的手法我也够不着。因为我连《拜尔教程》都没有结业。究其原因，当然是政治运动不断的后果。所以从专业技巧来说，我同《少女的祈祷》的关系始终是隔着一层的大众化的欣赏关系。

1973 年晚秋，我向我的羊群和牧羊人的小屋告假十天，回北京料理私事。一天雨夜，我路过寂静的西郊，突然听到从远处一个淡绿色的窗口传来《少女的祈祷》声，我便情不自禁地收住了脚步。当那个建立在分解和弦基础上的纯清主题回荡在远近朦胧中的时候，我感到我的生命失去了一些极珍贵的东西，感到生命的箭头是不可逆的。

随着四段变奏的依次出现，我久久地站在一株加拿大白杨树下冥想了许多。在那个年代，听到有人弹奏这首曲子是非常非常难得的。当第四变奏用快板速度奏出了热烈的三连音音型，我的脸已被一汪凉水和热水——有雨水，也有泪水——全淋透了。那是一颗正处困穷之乡的人在和泪而歌，如雁唳秋云。

在巴达尔泽夫斯卡的祷告声中，我听到了我自己的灵魂自白，听到了我的气质，我的呐喊，我的思想感情的山谷应和声。她的祈祷，转化成了我的祈祷。我祈求有个温柔的女子对我说声：“我答应跟你去偏远山村。你放羊，我喂鸡，相依为命，共享天伦乐趣。”

自 1957 年冬天以来，我常有一种周期性的忧郁症缠身。忧郁一来，少则一天，多则一个星期，人的精神完全处在崩溃和瘫态。遇到这种极度悲哀的日子，我就埋怨起我的父母，他们根本就不应该把我送到这个世界上来。

我永远不会忘记，我最后一次严重的自我摧毁性的忧郁症便是《少女的祈祷》将它风扫残云，将它驱散掉的。时 1978 年春，那时我刚步入不惑之年。自那以后，摧毁性的忧郁状态便再也没有在我身上出现过，直到现在。

记得那是 1978 年 3 月 1 日，我去东城区访友。友人的妻子弹得一手好钢琴。深夜回到西郊，我在日记中匆匆写道：

“今天晚上听胡太太弹奏《少女的祈祷》，我的内心一下子经历了许许多多的事情。我建议关了电灯，点燃了一支蜡烛。那情景，那气氛，使我感动得眼泪汪汪。不管是第一变奏将主题加上华丽的琶琶音和颤音，还是第二变奏将主题转为在浑厚的中音区奏出，都使我廓清心体，仿佛尽是一派月光朗照。倘若我每天能听到这首温婉幽丽的曲子，每天同唐诗、贝多芬、普朗克或薛定谔物理哲学世界在一起，我在人生道上就再也不会发生愚蠢的迷惘了。我就会永远朝气蓬勃，发愤忘食，乐以忘忧，不知老之将至。《少女的祈祷》的艺术感染力，在于它传播了某种不能言传的东西，使被尘烦所污渎了的心灵得到了与宇宙精神相通相感的一片生机，使人生在世得到了灵的烛照，魂的澄明，从而缓解了酷烈的命运，暂时摆脱了惶惶然失去所在的不幸状态。”

最近几年，由于收录机普及，我经常能同巴达尔泽夫斯卡在一起做虔诚的祈祷。不论我在咖啡馆或走过某家商店，只要同这位波兰少女相遇，我马上就会抛开周遭的一切，独自徘徊，进入角色，体验宗教热忱中的宁静，借以呼吸一下圣洁的空气，汲饮这股清凉的甘泉。

我始终认为宗教作为一种人生哲学，它的内在力量恰在于热忱中的宁静。《少女的祈祷》所给我的，正是这种性质的力量。尤其是当我苦闷、彷徨或神不守舍的时候。我的心会因祈祷的和弦——左手在高音区作清脆的伴奏——而紧缩，幸福地不住滴血。

是的，多次的体验告诉我，心滴血是一种很深的幸福。这是很费解的心理现象，但是事实。

我觉得我的心理年龄结构好像并没有出现老化迹象。心理年轻的标志之一是我依旧像过去那样为《少女的祈祷》或《祈祷中的少女》而不住战栗。也许，当我一旦对这个单纯的音乐形象变得无动于衷，水波不兴，我就的确老了。——心老才是真老。

我给“老年”下这样一个定义：对春风秋雨、万家灯火、自然规律的一定不易、音乐的优美和壮美、爱情的痛苦和欢乐，不再为之激动、战栗和牵肠挂肚。对于我，这就叫死亡。死亡就是丧失了生命原有的价值、意义和支撑。

我祈求这一时刻来得晚些。

50 年前，当我降生到这个世界，我像每个婴儿一样，也是哭哭啼啼，说什么也不愿意来走这一遭的。今天，我又迟迟不愿回去。如今，对我生活于斯的这个地球我越来越怀有一种无限眷恋之情，尤其是当《少女的祈祷》声在日之将夕、风物闲美的气氛中突然响起的时候。

愿《少女的祈祷》永远伴随我生命的四季，继续供养我许许多多丰富的思想和感情，使我的心境得以澄明、和平！

音出自然，道法自然

导 读

音乐出自天籁之声，雷声、雨声、风声、泉声、虫声、鸟声、松涛声、马啸、虎吼……是人类音乐灵感的来源。《吕氏春秋·古乐篇》中就记载了“帝尧立，乃命质为乐，质乃效山林溪谷之音以作歌……”“昔黄帝令伦作为律……听凤凰之鸣，以别十二律”的传说。从中国古代关于五音阶的心理感受的比喻来看，原始音乐音程的形成受到动物鸣叫的启发是毫无疑问的，如《管子》中说：“凡听徵，如负猪豕，觉而骇；凡听羽，如鸣马在野；凡听宫，如牛鸣窖中；凡听商，如离群羊；凡听角，如雉登木以鸣，音疾以清。”

冼星海在谈到自己创作女高音独唱曲《风》时深有体会地说：“那年冬天的那夜又刮大风，我没有棉被，睡也睡不成，只得点灯写作，哪知风猛烈吹进，煤油灯吹灭了又灭。我伤心极了，我打着战，听寒风打着墙壁，穿过门窗，猛烈撕吼，我的心也跟着猛烈撼动。一切人生的苦、祖国的苦、辣、辛、酸、不幸，都汹涌起来。我不能控制自己的感情，于是，借风述怀，写成了这个作品。”（冼星海《我学习音乐的经过》）贝多芬视大自然为自己的唯一知己和心灵的庇护所。他爱田野、一草一木，他自称从大自然的感应中获得了博大的精神、创造的动力与哲学的启迪。德彪西也从观察和体验大自然的外在美和内在韵律中获得灵感，一曲《月光》把那种朦胧、宁静的优美刻画得栩栩如生。音乐源于自然，也高于自然，但这并不等于人类不再需要自然的声音。

然而，人类并不满足于享受天籁之声，他们发明了语言，然言立而文明，于是世间便有了赞美、吹牛、拍马屁、批评、挖苦、呓语、倾诉、发泄、哭泣、呐喊、风言风语、造谣惑众或造谣中伤；人类也发明了各种能发出声音的广播电视和音响设备，发明了带来噪音的机器、汽车和飞机，正是这些人造的声音，不仅损害了人的听力，还带来了精神疾病。我想如果人类没有发明语言，不知道会不会有精神疾病。

人类终于明白，返璞归真，有必要再一次聆听大自然的声音，天籁之声是天地真诚的倾诉和发泄，没有虚伪，它的野性和质朴有助于人类反思自己的压抑和虚情假意，防止文明和人类行为的异化。

《乐记》中说：“著诚去伪，礼之经也。”“唯乐不可以为伪。”这也就是说，古人已经将诚实和真情当作音乐的基本要求，否则，音乐不可能达到乐心、乐化、乐和的目的。音乐是真、善、美的集中表现，然而柏拉图说：判断一个东西是善的，必须依靠它的真，真正优秀的音乐是模仿善的音乐。可见，聆听大自然的声音可以使人保持真诚。

阅读材料

声　籁

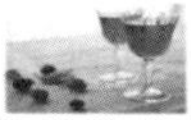

◎许　淇

如果说倾听大自然的音籁是高雅的话，那么听凡俗的市声则是粗鄙的了？而我却无论天籁或俗调皆有雅好焉！

浸淫在风声、泉声、虫声、鸟声中，有出尘之想。或独坐幽篁听龙吟细细；或荒寺凉夕聆风铃铁马。但最妙的是休止符——无声，于无声处悟禅机；泉咽而涩时，风止而眠时，虫哀而断时，鸟噤而哑时……

过长城以北便无蛙声了。孩子们不曾玩过“蛤蟆的儿子”，因此读鲁迅先生的《鸭的喜剧》，也无法体会俄国盲诗人爱罗先珂的悲哀。鸭子仅仅以蝌蚪填腹，人却待它们长大了养肥了再去收拾，要阴险得多。近年每次南回，总有友人在街头买到青蛙以飨。我这北方佬，虽然明知于稻物有益而禁捕，我却始终没有拒食过。

可耻的食蛙者，我，矛盾的爱听蛙鼓。

灯火近人之时，水塘田畴，蚊蚋初起，忽闻青蛙三二声音，阁阁，阁阁，便戛然而止。如石破天惊，憬然幡悟，时仰首夜空，云过处漏湿星亦三二点，似若蛙所唤现。夏蛙的先驱，未免孤单寂寞，却声震雷霆。不数日，便群起鼓噪成一片了——壮阔的蛙的合唱！

澎湃如海潮，如草浪。

我在大草原曾听过暴风中的草声，窃以为草无发声器官，其实不然：初起时瑟瑟簌簌，继而吻吻喇喇，如出师旌旗，浩荡大军，鸣金擂鼓以攻之，风愈劲，草更疾，此时我慌作草中伏石状，藏匿不动，惧悚肱栗。

中国的音乐往往出自天籁。《后汉书·律历志》说：“伏羲始纪阳气之初，为律法。建日冬至之声，以黄种为宫。”黄帝取山解谷之竹，断两节间而吹律，遂有江南之丝竹。蔡文姬作《琴操》有畅、操、引、弄四种，春操离鸿、去雁、应苹，夏操明晨、焦泉、流金，秋操商风、落叶、吹蓬，冬操凝和、飞雪、沉云，都是大自然的灵感。石琴的制作，不依靠特殊工艺，求木质的本身，以桐木为最佳。晋代的雷威独上峨眉，披蓑笠钻到深密的林中去听松，凡风中松声连绵清越的斫为琴身，世称“松雪”琴。琴既制成，操琴又要师法自然，据说音乐家伯牙拜方子春为师，三年不教他，一日引他到东海蓬莱山侧，听海水訇然入溶洞的崩析回响。山林杳冥，群鸟悲啼，这才叫作音乐！

东方人静的音籁在现代大都会无法听到了，唯有喧嚣的市声，市声就不算世间天籁么？一味地玄亦是矫情。我生平不上黄山匡庐，宁入乡集墟填，去直验人生的欢笑歌哭，究竟是血肉之躯啊！

面街的七层办公楼猛打开窗户：不远处火车调度的汽笛长鸣，顺风时还能听到远去的奔驰。金属的撞击和摩擦；机械工的运动和能量。电车汽车，喇叭引擎。有一小块工地施工的小车推卸穿梭，摇铃吹哨；卷扬机轧轧。一架老式打字机有节奏地吭哧吭哧地謦欬……

然而高楼听声未免隔膜，要听得真切终须下楼入廛。我常爱逛市场：凡花鸟、农贸、骡马、小商品、服装……不论何等排档，远远地便传灌入耳，轰轰嗡嗡，错杂混沌，细析之，有叫卖声，问价声、议估声、争吵声、詈骂声、劝阻声、闲聊声……花鸟市场的笼雀哀吟；餐馆小吃的锅勺齐奏；露天场地的皮影木偶……“酒干倘卖吧！”“硬面馍馍！”“吃加孜然的新疆正宗羊肉串！”“檀香橄榄买橄榄！”“阿有啥烂东西换哦？”……长调短腔，卷舌拖音，高低缓徐，粤语京味。若从大街小巷走进家家户户，你又有听到生活底层隐秘的声音：发自内心的欢爱；美的呓语；真挚的倾诉；愤懑的宣泄；乃至夜半压抑的啜泣，绝望的呐喊；乃至兄弟阋墙，妇姑勃谿，诤友绝友，父子反目。

《聊斋》中有一篇《口技》，写众妇女雅集会诊，先来后到，负小女者，抱猫者，性情各别。“九姑之声清以越，六姑之声缓以苍，四姑之声娇以婉，以及三婢之声，各有态响，听之了了可辨……”“参差并作，喧繁满室”，其实只是一个人的口技。《虞初新志》一书中林嗣环的《秋声诗自序》也讲一人扮演夜间家庭一幕，如闻隔壁戏，居然惟妙惟肖。念及世态百声，或一人发之即可，此“一”衍化为“万”，万汇复归于一，仅施口技者自己而已。

小说之道不正同此理么？

我有一友，精神崩溃患幻听之症，彻夜睁目不眠。忽惊起呼走，说远处有锣鼓声、口号声，红卫兵搜索近门，为首者在大呼：就在这里！反革命修正主义分子××罪责难逃！定要把他捉拿归案！于是撞门声、进院声、登楼声、砸器物声……不堪骚扰。吓得他终于坠楼殒命。

呵，还是去听那风声、鸟声！

音乐是弱者的声音吗

导 读

音乐并不只是在高雅的音乐厅内演奏供贵族或白领欣赏，在街头巷尾、地下人行道口和茶馆里还有流浪者和盲人的琴声、唢呐和二胡声不断灌进行人的耳朵。可见，音乐并不只是笑声，并不只是表达快乐，它还可以倾诉人生的艰难困苦和孤独凄凉。于是，音乐历来就可以分为宫廷贵族音乐和平民音乐。一个叫阳春白雪，一个称下里巴人；一个叫美声美乐，一个称通俗歌曲；一个是舞台上的气势磅礴、阵容庞大，一个是被人遗忘的城市角落里或原野的孤独和碧波独舟上的自由自在。

记得 1994 年广东省高校举办第一期心理咨询师资培训班期间，我正在为“音乐心理治疗”这一讲没有一个示范表演为难，恰好有一天，我在一所医院附近的天桥下见到几个农民穿着的人在吹奏唢呐，其神态如痴如醉，并没有一种为了乞讨而卖艺的感觉，其音悲切忧郁，充满背井离乡的无奈和流浪他乡举目无亲的凄凉感。待其停下之际，一打听，原来他们是一群来自水灾地区的农民。我约好这群“街头音乐家”第二天在学校草坪上为学习班的学员们即兴演奏了一场。结果，学员们都为这群流浪街头的农民音乐家在吹奏时的神形表现所折服，为他们的真情流露所感动。我想告诉学员的是，音乐并不是富裕者和文化人的专利。

也许富人和穷人演奏或欣赏音乐时会有完全不同的体验，音乐对他们来说亦有不同的心理功能。音乐应该是弱者的发明创造，但却成了强者的消费品。

西方历史上的许多伟大的音乐家出生平民，或少年或晚年家境贫困，如巴赫逝世后家境困难，以致他的妻子要靠别人的施舍才能度日；格鲁克由于家庭经济困难，不得不经常背着大提琴跋涉郊区、乡间演奏乐曲，以求得经济上的补贴；海顿早年为了生计亦经常参加街头演奏、家庭四重奏晚会。贫困往往带来疾病缠身，这也常常是弱势人群的特征之一，如莫扎特为了生计忙于奔波，经常陷于贫病交加的困境，贱价出卖作品还不足还债，他只活了 35 岁，逝世时，家里一贫如洗；贝多芬晚年生活十分困难，两耳全聋。德国作曲家韦柏从小就生活在流浪艺人的环境之中，因患肺病只活了 40 岁便英年早逝。舒伯特贫穷潦倒，尝尽了世间的辛酸，只活了 31 岁。奥地利作曲家布鲁克纳先是精神抑郁，后又受水肿病折磨。奥地利作曲家马勒忧国忧民，因心脏病发作只活了 51 岁。舒曼因患严重的精神疾病而投河自杀，只活了 45 岁。音乐作品是精神的写照，舒曼善于从文学作品中吸取形象化的音乐主题，其音乐作品表现了强烈的内心活动，着重于矛盾复杂的心理刻画和性格描写。由此看来，优秀的音乐作品常常是作家经历了人生炼狱后的结晶，是处于社会底层辛酸的精神升华。

阅读材料

在声音的世界里

◎王　蒙

我至今忘记不了孩提时代听到过的算命瞎子吹奏的笛声。寒冷的冬夜，萧瑟的生活，一声无依无靠的笛子，呜咽抖颤，如泣如诉，表达着人生的艰难困苦、孤独凄清，轻回低转，听之泪下。不知道这算不算我这一生的第一节音乐课。

我慢慢知道，声音是世界上最奇妙的东西，无影无踪，无体积无重量无定形，却又入耳牵心，移神动性，说不言之言，达意外之意，无为而无不为。

我喜欢听雨，小雨声使我感觉温柔、静穆、和平，而又缠绵、弥漫、无尽。中雨声使我感到活泼、跳荡、滋润，似乎这声音能带来某种新的转机、新的希望。大雨声使我壮怀激烈，威严和恐怖呼唤着豪情。而突然的风声能使我的心一下子抽紧在一起，风声雨声混在一起能使我沉浸于忧思中而又跃跃欲试。

我学着唱歌，所有的动人的歌曲似乎都带有一点感伤。即使是进行曲、谐谑曲，当这个歌曲被你学会，装进你的头脑，当一切都时过境迁的时候，记忆中的进行曲不是也会随着时间的流逝而变得越来越温柔吗？即使是最激越、最欢快的歌曲，一个人唱起来，不也有点寂寞吗？一个真正的强者，一个真正激越着和欢快着的人，未必会唱很多的歌。一个财源茂盛的大亨未必会去写企业家的报告文学。一个成功的政治家，大约不会去做特型演员演革命领袖。一个与自己的心上人过着团圆美满的夫妻生活、天长地久不分离、人丁兴旺、子孙满堂的人，大概也不会去谱写吟唱小夜曲。

莫非，艺术是属于弱者、失败者的？

我喜欢听单弦牌子曲《风雨归舟》，它似乎用闲适并带几分粗犷的声音吐出了心中的块垒。我喜欢听梅花大鼓《宝玉探晴雯》，绕来绕去的腔调十分含蓄，十分委婉，我总觉得用这样的曲子做背景音乐是最合适的。河南坠子的调门与唱法则富有一种幽默感，听坠子就好像听一位热心的、大嗓门的、率真本色中流露着娇憨的小大姐有来到去（趣）的白话。戏曲中最让我动情的是河北梆子，苍凉高亢，嘶喊哭号，大吵大闹，如痴如醉。哦，我的燕赵故乡，你太压抑，又太奔放，你太古老又太孩子气了。强刺激的河北梆子，这不就是我们自己土生土长的“滚石乐”吗？

青年时代我开始接触西洋音乐了，《桑塔·露琪亚》、《我的太阳》、《伏尔加船夫曲》、《夏天最后的一棵玫瑰》、《老人河》，所有的西洋歌曲都澎湃着情潮，都拥有一种强健的欲望，哪怕这种欲望派生出许多悲伤和烦恼，哪怕是痛苦也痛苦得那样强劲。

很快地我投身到苏联歌曲的海洋里去了。《喀秋莎》和《我们祖国多么辽阔广大》打头，一首接一首明朗、充实、理想、执着的苏联歌曲掀起了我心头的波浪，点燃了我青春的火焰，插上了我奋飞的双翅。苏联歌曲成了我生命的一部分，我生活的一部分，我命运的一部分。不管苏联的历史将会怎样书写，我永远爱这些歌曲，包括歌颂斯大林的歌，他们意味着的与其说是苏联的政治和历史，不如说是我自己的青春和生命。音乐毕竟不是公文，当公文失效了的时候，（尽管与一个时期的公文有关的）音乐却会留存下来，脱离开一个时期的政治社会历史规定，脱离开那时的作曲家与听众给声音附加上去的种种具体目的和具体限制，成为永远的纪念和见证，成为永远可以温习的感情贮藏。这样说，艺术又是属于强者的了，艺术的名字是“坚强”，是“恒久”，正像一首苏联歌曲所唱的那样，它是“在火里不会燃烧，在水里也不会下沉”的。

说老实话，我的音乐知识和音乐水准并不怎样。我不会演奏任何一样乐器，不会拿起五线谱视唱，不知道许多大音乐家的姓名与代表作。但我确实喜爱音乐，能够沉浸在我所能够欣赏的声音世界中，并从中有所发现，有所获得，有所超越、排解、升华、了悟。进入了声音的世界，我的身心如鱼得水。莫扎特使我觉得左右逢源，俯拾即是，行云流水。柴可夫斯基给我以深沉、忧郁而又翩翩潇洒的美。贝多芬则以他的严谨、雍容、博大、丰赡使我五体投地得喘不过气来。肖邦的钢琴协奏曲如春潮，如月华，如鲜花灿烂，如水银泻地。听了他的作品我会觉得自己更年轻，更聪明，更自信。所有他们的作品都给我一种神圣，一种清明，一种灵魂沐浴的通畅爽洁，一种对于人生价值包括人生的一切困扰和痛苦的代价的理解和肯定。听他们的作品，是我能够健康地活着、继续健康地活下去、战胜一切邪恶和干扰、工作下去、写作下去的保证和力量的源泉。

流行歌曲、通俗歌曲，也自有它的魅力。周璇、邓丽君、韦唯以及美国的约翰·丹佛、巴芭拉，德国的尼娜，苏联的布加乔娃，西班牙的胡里奥，都有打动我的地方。我甚至于设想过，如果我当年不去搞写作，如果我去学唱通俗歌曲或者去学器乐或者去学作曲呢？我相信，我会有一定的成就的。并非由于我什么事都逞能，不是由于我声带条件好，只是由于我太热爱音乐，太愿意生活在声音的世界里了。而经验告诉我，热爱，这已经是做好一件事的首要的保证了。

人生因有音乐而变得更美好、更难于被玷污、更值得了，不是吗？

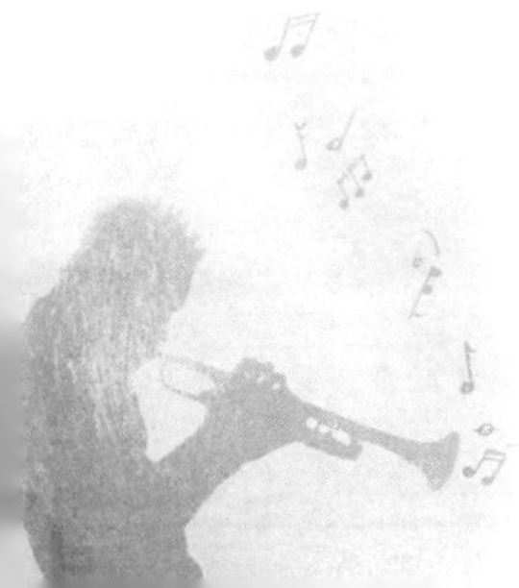

从囚笼里解放

导 读

自由自在的人永远不懂得失去自由的痛苦。失去自由有两种情形，一种是被外界某种强制力量剥夺了自由，而另一种则是因为自己立志要完成某种使命而自动放弃和牺牲了自由。本篇阅读材料的作者先后经历了这样两种境遇，先是被迫去乡下或干校劳动、放牛，每天都累得直不起腰来，精疲力竭，困顿不堪，是音乐驱散了他的忧郁，给予了他活下去的力量；后是为了将浪费的时光弥补回来，他每天都枯坐在斗室内著书立说，音乐始终是他优雅和柔美的伴侣，是促使他才思活跃的催化剂。可见，音乐可以使一个人的精神从被囚禁的牢笼里解放出来。本来语言和行为都可以使人摆脱困境，但语言太直白，行为太暴露，在许多时候不仅可能会伤及自己，而且可能根本无助于困境的摆脱。例如，在“文革”时期，一个人能说出自己的不满和异议吗？相比之下，音乐是一种较为安全的宣泄方式，能说出你不能明说但不得不说的心境；能说出你想说但还表述不清的情绪与思想。音乐是一个有助于表达而又没有文字范畴局限性的手段。

音乐是情绪的语言，如果知识是人的文化，情感就是人的自然。如果说知识是力量的话，那么，情感则是一种自然的力量，而且情感的力量要比知识的力量更加持久和深入人心，因此，如果一种文化能够调动人的情感则可以取得巨大的成功，而欣赏音乐就是一种学习调动情绪和学习情感体验的训练。古希腊哲学家亚里士多德很早就评价了音乐对情绪的调节作用，他说：“情绪失去控制的病人听了音乐后就会心醉神迷，于是就恢复到原来的正常状况，好像他们受了医术或洗肠治疗似的。”元代刘郁在《西使记》中就有一段关于阿拉伯国王患头痛，医不能治，后由一伶人作新琵琶曲，听之立解的故事。

阅读材料

音乐的启迪

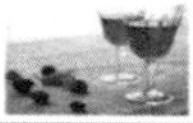

◎林　非

几十年来，无论是在欢乐或忧患之中，劳碌或闲散之时，我都从未离开过音乐。

在五六十年代，我被不断地派往乡下去种地，每天都累得直不起腰来，真是精疲力竭，困顿不堪，不过当我匍匐在田野里，迎着清凉的微风，擦去额头的汗水，哼起贝多芬和斯美塔那的不少乐曲时，就觉得任何阴郁与忧伤的情绪，都无法来扰乱自己了，觉得还有着无穷无尽的力量可以生存下去。

70 年代初，我奉命去鄂豫边界的“五七干校”，每当在殷红的晨曦和晚霞底下，迎着朝阳和落日，挥起手里的皮鞭，吆喝着几头倔强的水牛时，就回忆起无数打动过自己心灵的旋律。从巴赫到拉赫玛尼诺夫，竟像闪电似的在脑海里出现，一会儿使我悲怆欲泣，一会儿却又充满了无限的欢愉。这些难忘的往事，都已在自己的散文《我和牛》、《我在“干校”当牛倌》中描述过了。

80 年代初，我在美国的西海岸漫游时，曾住在一位美国汉学家的府上。每天深夜，我都要打开床前那台老式的收音机，聆听着莫扎特或鲍罗丁那些令人荡气回肠的曲子，想着人类艰辛的命运和崇高的追求，心里充满了希望和力量。

最近这十年中间，我每天的工作几乎都是枯坐在斗室里写书。音乐始终陪伴着我，催促我写完了十多部书稿。我的读书和写作，总是在音乐声中度过的。不过在这样的时刻，我只听优雅、柔美与和谐的乐曲，列那尔、约翰·斯特劳斯和雷哈尔的不少旋律，像是在替我的写作充当伴奏，还常常给我插上想象的翅膀，让我可以海阔天空地翱翔；至于那些雄伟深湛和激昂悲凉的曲子，忧心如焚和哀伤欲绝的主题，这时是不太敢听的，因为我怕它会打乱自己的思路。

我既不钻研乐理，也不探究作曲的奥秘，为什么在一生中都对音乐充满了如此浓厚的兴趣呢？这是因为从那里迸发出多少诚挚和圣洁的情感，深深地打动了我。真像《礼记·乐记》里所说的，“凡音者，生人心者也，情动于中，故形于声”；柏拉图的《理想国》里也说，“节奏与乐调有最强烈的力量浸入心灵的最深处”。那出自内心的欢乐或忧伤，安宁或焦虑，那奋进或彷徨的感情，那神往追求或失落绝望的思绪，简直让人们听了之后难以排遣，无法抗拒。

音乐使我懂得了，如果没有渗透和蕴藏着这样的情感，那就无法成为触动人们心弦的艺术作品，情感的流露与表达无疑是审美的灵魂。托尔斯泰在《艺术论》中曾下过这样的著名的定义：“作者所体验过的感情感染了观众或听众，这就是艺术。”作为一个定义来说，它肯定是表达得不够全面的，然而，又不能不承认这位文学大师抓住了问题的关键。如果缺少了打动读者的感情，那至少就不会是一件成功的作品。

正是从音乐里倾泻出来的感情的激流，时刻在提醒着我，文学也同样应该具有真情实感，否则就无法植根于人们的心里。我们过去长期以来，在这方面往往都是忽略了，许多作品出现概念化的毛病，无法感动自己的读者。针对这样的情况，我在自己撰写的不少论文中，常常强调着文学艺术的感情问题。

不用说像贝多芬交响乐那样气势磅礴的情感了，就是《高山流水》中流畅、清冽和深沉的音调，《广陵散》中愤懑、跌宕与慷慨的节拍，也可以使人们的心弦不住地颤抖与振荡。

音乐里这种激动人心的情感，还往往升华成为永远飘扬在人们眼前的境界。门德尔松的《c小调小提琴协奏曲》，如怨如慕，如泣如诉，充满了温馨的怀念和对青春的渴望；肖邦的几首《夜曲》，晶莹明澈，静谧幽丽，像清风，像月光，像潺潺的小溪，像森林中长满了青苔的小径，像和知己倾吐着衷心的话语；布鲁赫的《g小调第一小提琴协奏曲》，有时像忧伤的晚秋，有时又像明媚的春天，还像一位诗人在抒发着苍劲和飒爽的情怀；柴可夫斯基的《降b小调第一钢琴协奏曲》，像春日来临时消融了冰冻的河流，汩汩地淌进了人们迫切需要滋润的心田，这是爱的沉醉，这是青春的咏怀，这里对理想人生的礼赞。大凡这样美好的境界，都像是建筑在心灵里的阶梯，好让人们沿着它走向广阔与崇高。

怎么能够像那些璀璨的乐曲那样，一股股潺潺的感情之流，迸涌成为令人难忘和永远神往的艺术境界呢？这确实是值得思考与借鉴的。我读到过的不少文学作品，往往写得过于烦琐，罗列了众多的细节，却无法从若干感人肺腑的描绘中，蓦然之间升华出令人心向往之的境界来，因此它不能萦绕于读者的心头，引起他们不住地咀嚼与沉思。

至于音乐里那种色彩缤纷的艺术魅力，也简直是达到了令人难以捉摸的程度。不用说贝多芬《第五交响曲》和柴可夫斯基《第六交响曲》中的主题了，它们或悲壮激越，鼓舞人们与命运搏战；或凄楚哀婉，抚慰人们去憧憬光明。那些迷人的音响，简直可以让人细细琢磨一辈子的。就是塔尔蒂尼的《g小调奏鸣曲》，如此庄严沉寂，却又那样轻俏诙谐，实在使人赞叹不止。帕格尼尼华美与隽永，萨拉萨蒂凄怆伤痛与粗犷豪放，拉罗在潇洒和奔放中流露出哀怨的色调，令人有旷达而又悲凉之感。比才在使人炫目的种种色彩中，总是透出那一道揪住了人们心弦的节拍。德彪西却显得轻盈与柔美，像微风吹拂着晶莹的白云，拉威尔既有神秘和朦胧的音响，又有清澈与明亮的旋律，汇成了一支亢奋的悲歌。

我们今天的文学创作确实也应该像那些出色的乐曲一样，出现许多充满了魅力的艺术风格，这样的话，它肯定也会不胫而走，渗透到人们的心里去。

声音想象的艺术

导读

想象是人区别于动物的特质，但想象必须借助于某种媒介才能展开飞翔的翅膀，如语言、颜色、形象、声音等是想象赖以飞翔的凭借。相声为什么能使人发笑，是因为那些诙谐的语言给听众带来了对现实情境的想象，而音乐就是一种以声音为媒介，引发人进行各种想象的艺术。

与其他想象的艺术相比，音乐有一种极大的好处就是即使在黑暗中，即使是一个盲人，也可以借助音乐进行想象，而且，音乐想象可以极其个性化，仁者见仁，智者见智，答案绝不是唯一的。18世纪的数学家拉格朗日在教堂听圣乐时萌发了求积分值的变分法的念头；德国物理学家海森堡受音乐理论中泛音振动的频率是基音振动的整数倍的启发，很快做出了原子跃迁的基频与次频的实验；英国化学家纽兰兹受音阶的启发而发现了原子递增的规律，创造了“八音律”；至于音乐爱好者爱因斯坦是否也受益于音乐就不得而知了，不过哲学家波普尔在比较研究了牛顿和爱因斯坦的科学模式之后，又用音乐打了一个比方，他认为不同范式的科学理论好比不同风格的乐曲一样，可以同时都是优美而并不冲突的。看来，音乐是一种可以提升想象能力的艺术。

神经症患者也许因为有了太多的消极的想象而有精神痛苦，将人际交往、面见上司或异性、参加考试等很普通的事情想象为极其恐惧的事情，结果出现面红耳赤、心跳加快、额头冒汗等植物性神经反应。相反，那些积极的乐观主义者之所以快乐并不是因为他们特别幸运而很少遇到挫折，而是因为他们能在绝境中具有积极的想象。如何锻炼一个人的想象？欣赏音乐就是一种最好的训练。

阅读材料

无声音乐

◎潘铭燊

西班牙大提琴家兼指挥家卡素斯（Pablo Casals）本世纪初开始饮誉乐坛，历数十年而不衰。他有一幅著名照片，由摄影家卡殊（Yousuf Karsh）拍摄。照片中的音乐大师背向镜头。卡殊回忆说他拍摄这幅照片时，卡素斯指挥的乐曲在他耳畔响起，万乐齐鸣，几乎使他不能专注在摄影机上。多年以后，这幅照片成为波士顿艺术馆的展品。每天，一位老人家必定到来，在照片前站一段时间。艺术馆一位职员看着奇怪，终于有一天忍不住问这位凝神观赏的老观众是何缘故。老人瞟他一眼，说："嘘！年轻人，你难道看不见我在听音乐吗?"

想象力令人看见指挥家的背影就听到演奏，摄影师竟变做音乐厅座上客，艺术馆观众也成为听众。中国的著名成语"余音绕梁"，也是说歌唱家韩娥离开她演唱的地方雍门以后，齐国人看见雍门的栋梁就听到韩娥的演唱。这也是想象力在发挥作用。

卡殊、老年观众、齐国人，他们的想象力不过是把听过的乐曲在脑海中重现出来。卡素斯、韩娥，这些美妙的音乐的创造者，才是运用想象力于创作。

想象是一切创作的原理。天地间原本不存在这么一首乐曲、一幅图画、一尊雕塑、一篇文章……是艺术家和作家在胸臆中把它们想象出来、构造出来。所以意大利美学家克罗齐（Benedetto Croce）说："艺术完全由想象所驾驭。"其实，不但艺术如此，所有人类文化的产物，包括一个哲学体系、一种政治制度、一项改变人类生活的科技发明……无一不是想象的成果。人类本来和禽兽相去不远，是想象力把他们提升起来的。

（附记：本文在贝多芬《田园交响曲》的背景下写成。）

音乐教人出尘入世

导 读

城市化是人类社会发展的必然结果，虽然都市生活除了带来市井繁华、信息密集、文化交相辉映之外，也带来人口密集、空气污染、噪音充耳、犯罪活动增多。也许视觉的东西你可以不看，但那些关于竞选、受贿黑幕、股市升跌、升官发财、谣言诽谤、小道消息之类的市井之音充斥于耳，容不得你不听，长此以往，人的功名利禄之心就会滋生。

古人曰:“非礼莫视，非礼莫听。”但人的耳朵不能拒绝声音的进入，所以，关键在于你听什么。高雅的音乐好比一种声音的背景，有助于屏蔽掉那些蛊惑灵魂的噪音，而将清新、纯真、古朴、圣洁和慈爱带给我们，激发人美好的想象，使灵魂超越被都市红尘所困扰的躯体。白居易有诗曰：“本性好丝桐，尘机闻即空。一声来耳里，万事离心中。”所以说，在滚滚红尘的都市生活中欣赏音乐是保持一个人灵魂纯净，出淤泥而不染的好方法。

古人认为，鸟语虫声、流水之声可以养耳，因为其淳朴真挚。因此，能在音乐中见到田园风光，听出鸟语花香的人已经可以算是一种艺术欣赏的高手了，但如能在音乐中体悟到人生之真谛，获得力量，那才真正达到了最高的艺术境界。

阅读材料

音韵人生

◎曾敏之

生活情趣是人生一束烛光，可以幻射出生活的多姿多彩。

但是情趣却不应庸俗、低级，在我看来，如对琴、棋、书、画，游山玩水，浅斟低酌……只要于身心有益的情趣，不妨形成一种嗜好。

因为爱谈情趣嗜好，朋友们就问我的情趣嗜好是什么？我说："音乐是嗜好之一。"

提到音乐，就不禁令人想到古曲式的钟子期与俞伯牙的"高山流水"、顾曲周郎的知音。是的，从古以来，音乐就是人生的艺术形式之一，最早的音乐理论有《乐论》，就指出"夫乐者，乐也，人情之所不免也，故人不能无乐"。可见音乐于生活中的影响是无往而不在，谁也难拒绝它。音乐可以传达喜怒哀乐的感情，可以借音乐抒发自己内心的感受。翻译过世界小说名著一百多部的林琴南，是为中国开拓世界文字眼界的先驱，尤以翻译的《茶花女遗事》更是风靡于神州大地，令无数青年男女倾倒。他就很重视乐曲的作用，他举司马迁的《史记·荆轲传》为例说："试问易水之送荆轲，闻变徵之声，士何为而泣？及闻羽声，士又何为而怒？本知荆轲之必死，一触羽声，自然生怒耳。"

林琴南引的例子，是把乐曲的影响说得很具体了。如再以白居易的《琵琶行》来分析，也因为琵琶传出了如泣如诉的声音，令白居易有"同是天涯沦落人"之感，因而《琵琶行》具有荡气回肠的抒情影响，引起共鸣。

可是音乐之能感人，却也有古人持不同的见解，最突出的是魏晋时代的文学家嵇康，他是"竹林七贤"之一，以放诞不羁，服膺老庄哲学处世。他的著作中有一篇《声无哀乐论》，是论证情感与声音的关系，认为哀乐之情的产生，“自以事会，先遘于心，只因和声，以自显发”。他的意思是声音本身是不具有哀乐的，强调主观的哀乐与客观的声乐并无必然的联系，旨在反对儒家《乐论》的观点。但是他却把主观割裂开来，把人的情感与乐声说成不相干的两回事，把客观强调过来了。

千载以还，嵇康的“声无哀乐论”是被否定的。远者不必说，以香港而论，音乐可成了人们生活中不可少的因素，是生活情趣中的一种元素。当我们于劳役倦形、心灵需要抚慰的时候，听一支歌，听弹一曲，就会在歌声乐韵悠扬中感到安宁、陶醉。记得今年七月我游上海，时值炎暑，气温达三十八度，寄寓宾馆，夜难成寐，于是收听上海广播电台广播的古典乐曲。这个节目，把世界作曲大师贝多芬、莫扎特、海顿、施特劳斯……的最著名的乐曲通过优美的演奏，把我郁闷的情绪一扫而空。清新隽永描绘田园景象的《第六交响乐》，把我引进了田园风光旖旎的境界；《蓝色多瑙河》、《维也纳森林进行曲》，又引我如重游多瑙河和维也纳音乐之都；又当听到《催眠曲》，我是感动得泫然泪下了，想起了童年，想起了慈亲……我的心灵得到了安顿，享受了一个“仲夏夜之梦”所给我以出尘之想！

说到童年，我是难忘与音乐结缘的往事的。在家乡小镇，有农村风光，我们几个顽童去竹林里选择适于制成洞箫的青竹，砍了来比赛制成洞箫，看谁的箫音清脆而圆润，我就是在这童年时代学会吹箫的。

在香港，欣赏音乐可说是滚滚红尘中净化自己的生活情趣。在九龙尖沙咀香港文化中心的音乐厅，我是常客。曾使我向往的是古筝的演奏。筝这种乐器，春秋战国时代就流行于秦地了，故又名“秦筝”。到了唐宋时筝有十三弦，演变到如今已增加到十六弦了，结构是每弦一柱（又称码子），按五声音阶定弦，以三指弹之。弹筝的专家有很多流派，各有创作的特色，但是弹起古琴谱来，少不了

《渔舟唱晚》、《高山流水》……许多名曲，都是百听不厌的。有一次一位弹筝大师由远方来了香港，我应邀听他演奏。音乐厅无虚席，全场静寂无声，听得他操筝如流水行云，出神入化，使听众都陶醉于琴音中了。为表达我一点“知音”的情感，写了一诗奉赠于他——

广陵绝响古今哀
难得幽琴传海隈
一曲渔歌牵引处
今宵有梦到蓬莱

这次听琴，因大师来自海外，又引起我怀旧的情绪，想起1990年我流寓加拿大温哥华时，加华作家协会曾在华埠中华中心举行一个集会，擅长古筝的林笑儿以卓越的艺术造诣在会上演奏《渔舟唱晚》和改编的一支名曲，赢得热烈掌声。当时，我听了感从中来，为林笑儿弹筝赋诗一首——

青山碧水送渔舟
指上冰弦水自流
弹出诗情兼画境
好将春意写神州

这段往事，屈指算来，已快十年了，十年世事沧桑，旧游已如梦。而音乐的乐韵，却是超越时空的心声塑造。每到夜间，独自对着音座，我一定谛听乐曲，沉醉在乐韵之中，我深深赞叹：音乐的生活情趣太美了！

音乐世界语

导 读

音乐并不总是歌唱快乐和浪漫，她也可以表现忧郁、悲伤和愤怒。事实上，如果没有这些消极情绪的宣泄，人类的快乐可能就不复存在，也许人类就会狂妄自大、纸醉金迷。中国民乐《江河水》、《病中吟》《渔光曲》，芬兰民乐《忧郁圆舞曲》，肖邦的《葬礼进行曲》等，都是著名的抒发悲愤或忧郁之情的乐曲。

俄罗斯作曲家穆索尔斯基说："艺术是与人们交谈的一种手段，而不是目的。"儒家早就认为，音乐可以增进家人、族人、村民之间的和顺、团结，音乐是一种人际沟通的语言。音乐虽然也有民族风格和民族感情，例如，当我们在异邦唱着自己家乡和祖国的歌曲时会感到格外亲切，但音乐也是最具跨文化意义的人类语言。讲不同方言和语种的人也许难以沟通，甚至很容易产生隔膜，但音乐却可以使这种隔膜迅速消解，同唱一首歌可以使我们获得同样的美感。让一个人学习一种不熟悉的语言或方言也许并不容易，让你接受一种异质的文化也许并不乐意，但音乐是让你学习和体验其他文化的一种最愉悦的方式。

人际关系紧张、人际沟通障碍是心理问题中最常见的现象，我想，如果让这些人在一起多唱一些歌曲，多欣赏一下音乐的话，其结果也许就不是这样了。弗洛伊德曾经幽默地说过，耳朵开口在人脑的中部，说明声音是最深入人心的心理物理刺激。重要的是我们要选择乐音，而不是噪音进入这个直入人心的大门。

阅读材料

直通人心的世界语

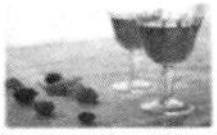

◎萧　乾

我这辈子去过许多家咖啡厅，可只有一家我怎么也忘不了。这是在巴黎文人名士荟萃之地的蒙马托，由朋友带我去的。那是 1945 年 2 月，当时法国刚刚解放，我作为随军记者，一身戎装，路过巴黎，正要出发去寻找已经挺进法德边境的美军第七军。

那家咖啡厅设在地窨子里，我们黑洞洞地下了许多层台阶，好容易才摸到。可是咖啡厅里比楼梯子上也亮不了许多。站在入口处朝里一望，两边都是一排排的茶座。我们就在一张桌子旁坐了下来——唉，那不是桌子，形状是一具黑漆漆棺材。接着，侍者端着盘子过来了。抬头一望，他身穿教堂神甫那种乌鸦式的黑长袍，脸绷得不见一丝笑容，再一看，墙上玻璃框里挂的净是些各种姿态的骷髅。我初来乍到，不免有些毛骨悚然。这时，扩音器里正在低声奏着马斯奈的《悲歌》。它忽而长吁，忽而短叹：

> 往日欢乐，美好春光不复回。
> 在我心中幽暗冰凉，都已凋谢，永远消沉。

忽然间，铃声一响，厅内大放光明，壁上的骷髅都变成一幅幅的裸体女人照片了。这时，台上出现了一位盛装美女。刹那间灯熄灭了。接着一声铃响，灯光再亮时，她已脱得只剩紧身内衣了。再一灭一亮，只见她全裸了。紧跟着灯又灭了，再亮，台上却只剩下一具骷髅架子，正是一场佛教色色空空的表演。

这是快半个世纪以前的事了，可是每听到马斯奈的《悲歌》，心幕上就映出那家古怪的咖啡厅。

音乐是听觉的艺术。对它，我注定是个外行。它往往引起我的是视觉上的联想。几乎在所有我熟悉的每支曲调的后面，都有一幅我曾经历过的生活情景。对于我，音乐最大的魔力正在于它能快速地唤起某种联想：有时兴奋、愉快，有时也引起悲伤和痛苦。

音乐还常带我回到往昔的日子，回到某个时期。每逢听到（或自己哼起）苏联的歌曲《灯光》、波兰的《小杜鹃》、罗马尼亚的《照镜子》、甚至阿尔巴尼亚的《银笛》，我就总回想起50年代初的社会主义阵营。到了50年代末期开始反修了，到处又唱起亚非拉的歌曲，像墨西哥的《鸽子》、印度尼西亚的《梭罗河》。

去年，东欧和苏联的政局先后发生变化后，我有时倒哼起《山楂树》或《纺织姑娘》了，时局不论发生怎样的剧变，多瑙河的河水依然是蓝的，伏尔加河也依然浩浩荡荡地向前奔流。深入人心的歌曲并不随着政治变化而减少其魅力。

当然，我更熟悉的还是英伦三岛的民歌。40年代，我曾在那里度过七个平凡也不平静的年头。其实，我早年就学过不少他们的歌曲，可是当我在罗梦湖上荡船，或亲眼看到苏格兰高原上一望无际的兰铃花时，那些歌对我就更加亲切了。我尤其喜欢带有淡淡忧思的爱尔兰民歌，像《夏天最后的一朵玫瑰》。威尔士也有许多好听的民歌。每听到英伦三岛的歌曲，我的心就立刻飞回到40年代，特别飞回到我住过的伦敦西北郊的那幢大楼。那是在一座小山脚下，旁边就是一片幽静的树林，遇到不拉警报的时候，饭后我就斜倚在壁炉旁的沙发上，顿时，房东太太那只狸花猫就跳到我膝上，呼噜噜地唱了起来。有时，房东太太的女儿披着一肩金黄的头发，站在壁炉旁，拉起我心爱的曲调——特别是《绿袖子》。多么潇洒自如的调子啊！

有人借着翻画册来旅行。我更喜欢通过音乐去世界各地遨游。

我仅仅随军到过意大利北部山区，没去过风光明媚的威尼斯。可是每听到《桑塔·露琪亚》或《我的太阳》，我就好像来到了欧洲的苏杭。每听到《瓦妮塔》那支情歌时，我就仿佛看到地中海西岸少男少女在互吐恋情。

1942年我住在伦敦一家公寓。一天，忽然搬进十几位刚从苏联飞来的客人。他们都是武器专家，到英国来协助指导生产为红军所制造的坦克。听说我是中国人，他们就主动来看我这位反法西斯的盟友。他们不会英语、华语，我也不会俄语。坐下之后，我就哼起30年代上海流行的几支苏联歌曲，如《生活像泥河一样流》和《快乐的人们》。啊，他们当中的一个叫萨沙的马上就紧紧把我抱住。同时，大家一齐唱了起来，足足唱了半宿。

第二天，周围的邻居都向我抱怨起来。

那时我才懂得：音乐也是一种语言，一种能直接通往人心的“世界语”。

音乐中的图画

导 读

在国画中配以诗词是中国艺术结合的最典型的例子，可是音乐如何与美术结合则全靠想象力了。早在19世纪就有用历史活动的场景配乐的大型演出，如，《在中亚细亚草原上》就是著名的交响音画。俄罗斯作曲家穆索尔斯基甚至用音乐来表现绘画，写下了钢琴套曲《图画展览会》，创造了钢琴作品的新风格。匈牙利钢琴演奏家和作曲家李斯特还将雨果、席勒、歌德等人的名作或名画加以音乐化，首创了“交响诗”这一音乐体裁。

如何欣赏音乐，不同的人有不同的体验。有些人在音乐中总是回顾幸福的往事，有些人则在音乐中展开美丽的幻想翅膀，而文学家却总是喜欢将音乐的声音意象转变为视觉的意象。为什么贝多芬在患有耳聋疾病的情况下还可以谱写出《英雄交响曲》等著名乐曲？因为音乐不仅可以用耳听，还可以用眼看，用舌舔，用鼻闻，用手感，用心唱。从信息的角度来看，音乐其实就是作曲家将自然图画的信息向声音信息的一种转换，在有修养的欣赏者那里，在乐音里可以再现自然的美景来，不妨将这种想象画称为“音乐画”。

全身心地投入倾听，身心便像浸透在音乐画之中，使人身心两忘。从某种意义上说，真正的音乐欣赏者的身心为音乐所有。

阅读材料

歌　声

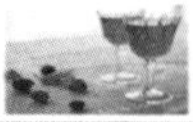

◎朱自清

昨晚中西音乐歌舞大会里“中西丝竹和唱”的三曲清歌，真令我神迷心醉了。

仿佛一个暮春的早晨。霏霏的毛雨默然洒在我脸上，引起润泽、轻松的感觉。新鲜的微风吹动我的衣袂，像爱人的鼻息吹着我的手一样。我立的一条白矾石的甬道上，经了那细雨，正如涂了一层薄薄的乳油，踏着只觉越发滑腻可爱了。

这是在花园里。群花都还做她们的清梦。那微雨偷偷洗去她们的尘垢，她们的甜软的光泽便自焕发了。在那被洗去的浮艳下，我能看到她们在有日光时所深藏着的恬静的红、冷落的紫和苦笑的白与绿。以前锦绣般在我眼前的，现在都带了黯淡的颜色。——是愁着芳春的消歇么？是感着芳春的困倦么？

大约也因那蒙蒙的雨，园里没了浓郁的香气。涓涓的东风只吹来一缕缕饿了似的花香；夹带着些潮湿的草丛的气息和泥土的滋味。园外田亩和沼泽里，又时时送过些新插的秧、少壮的麦和成荫的柳树的清新的蒸气。这些虽非甜美，却能强烈地刺激我的鼻观，使我有愉快的倦怠之感。

看啊，那都是歌中所有的。我用耳，也用眼、鼻、舌、身，听着；也用心唱着。我终于被一种健康的麻痹袭取了，于是为歌所有。此后只由歌独自唱着，听着，世界上便只有歌声了。

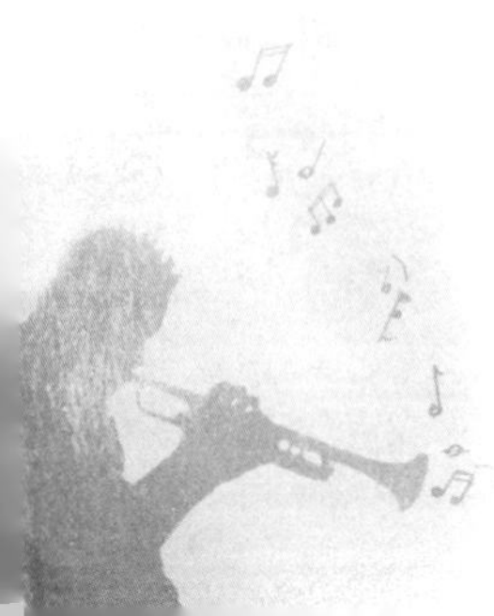

音乐的精神分析

导 读

精神活动就是一种时间序列，而精神分析就是一种使当事人的精神活动发生倒转的技术，即从当下的意识状况反观过去的意识和潜意识的状况，从而达到认识当下，解剖自我的目的。如何让当事人的意识反观过去，借助语言进行自由联想的方法和用音乐引发回忆的方法是异曲同工的。

音乐的联想作用真奇妙，妙就妙在只要你听到一段你熟悉的乐曲，你的思想就不由自主地倒流到那个热衷于吟唱这首歌曲的年龄，那个年龄所经历的情景和感情就会涌上心头。谁都喜欢听或喜欢唱怀旧的歌曲，因为，那记录了个人精神的历史情结。弗洛伊德曾经从历史和文学作品中发现了人的俄狄浦斯情结。我们亦可以从一个人最动情的音乐中找到影响他灵魂的最深刻的时代和社会的情结，因为那段音乐的节律与青春的记忆常常处于同一个时间序列，它们相互缠绕，好像DNA双螺旋的关系一般，从一方可以复制出另一方的信息。从这种意义上说，老歌是不能被真正模仿的，因为老歌是与回忆联系在一起的，模仿者没有过去的体验，当然就不会有与老歌相关联的情结和回忆。同样，唱老歌而动情的人的情感也是模仿者永远不能共感的，所以，音乐的体验总是属于时代的。

一个人如果永远只会唱几首怀旧的歌，那可能表明他的精神已经老化；如果他总是抱怨现在没有好歌可唱，那可能表明他已经失去了吸收新鲜文化的能力。如果是这样，我们就应该反思一下，自己今天的成败是否与过去的某种情绪、心态和行为模式有深刻的联系？你是否应该考虑作些适应性调整呢？

阅读材料

音乐情结

◎夏中义

你很少有音乐细胞，否则，读简谱时就不会掰手指；面对五线谱，也不会将它看作一溜结伴畅游的蝌蚪。

但你不缺音乐耳朵，因为每每听到孩提时的歌，使胸口热辣辣的，有想哭出来的感觉。

音乐真奇妙，妙就妙在：不识字不能读小说，但不识谱依然可听音乐；音乐仿佛孙悟空，它能自己削尖脑袋，从你耳鼓钻到你心里，像肺叶布满胸腔，更像风铃悬在头顶，若有儿歌如清风拂来，它便会叮叮地摇响，在你脑海漾起一圈圈，愈荡愈远，愈荡愈远的涟漪……那与歌声有缘的星星火炬，绿草地，噼啪的营火晚会，便还魂似的迭出你遥远的童年……

音乐无须记忆。一支好歌，特别是小时候喜爱的歌，哪怕歌名、歌词忘却了，但只要动情的乐曲一奏（不，有时只需一个节拍，一个音符），它便会颤颤地从你心底牵出一串童声袅袅的旋律——犹如你想笑，你脸上便顷刻浮起柔柔的线条。笑是美好心绪之表白，故，笑得愈自然，也就愈纯真，愈讨人欢心。好的旋律亦是情感的自由波动，它是一种生命情节，往往郁积着一个人乃至一代人的梦幻与失落，永恒的凝重。

但你的音乐情结却因先天贫血而苍白。

在英雄十月的礼炮声中诞生的你，显然没赶上那辆伏尔加河来的“三套车”，那时你太小，胸口还挂着幼儿园的围兜，只是似懂非懂地瞅着它载着穿黄连衣裙的表姐，沿着“弯弯曲曲细又长”的“小路”，送一志愿军叔叔赴朝鲜……可当你学唱情歌的年龄时，季节又转冷峻，不仅西部歌王王洛宾的“玫瑰花”纷纷凋零，就连雷振邦雪莲般圣洁的《怀念战友》也被入另册。青春无歌。说来好笑，小提琴协奏曲《梁祝》，你是偷偷潜入好友那窗帘低垂的幽暗小屋才有幸聆听的。那儿有一台老式唱机，长满铜绿的喇叭活像一朵放大的牵牛花，音量却被压得很低，很低……你惊讶那缓缓旋转的“黑唱片”竟能流出如此晶莹、温暖的琴音……但又不能击掌赞叹，倒不是怕干扰这彩蝶般回旋的柔板，而是怕窗外有佩红袖标的“耳朵”……

当时窗外没有情歌，只有威武的战歌与庄严的颂歌。战歌用来壮胆，颂歌用来安魂。大多是进行曲式的2/4拍与赞美诗般的4/4拍，很少有舒缓的3/4拍。即使有一点抒情的慢板，也不能献给悄悄恋着的恋人，而是献给伟大舵手的。那时中国酷似一艘在风暴中横行的红船，作为刚入伍的青年水手，你也曾热血沸腾地坚信，不仅祖国前途、民族命运，而且个人幸福，都系在那曾扭转乾坤，后又在天安门掀起举国狂澜的“大招手”中……于是，你也没日没夜地投入这杜鹃啼血般的疯狂合唱：“抬头望见北斗星……”

这是无声世界的美声，这是无情王国的激情。

但当你走出噩梦，回首这真诚的愚昧与青春的痴迷时，你却有一种灵魂被诱奸的感觉，又旋即陷于迷茫，因为你委实分不清：到底是时代引诱了你，还是你本就甘愿委身这偶像……是的，你可以咬牙切齿地唾弃愚昧，但不宜将其中的真诚也甩了；你可以痛心疾首地诅咒痴迷，但又不忍心归罪无知的青春，毕竟，人生只有一个花季……

有时你也迷惑：为何这一代人，不论相识与否，只要能五湖四海地走到一块，便想唱他们唱过的歌：从《听妈妈讲过去的事情》

到《花儿为什么这样红》，从《八角楼的灯光》到《文化大革命就是好》……是的，这一代人是“文革”的最大受害者兼牺牲品，没有人会夸“文革”好得很，但他们却偏要执拗地、调侃地、拼命地吼：“就是好！就是好！”通宵达旦地吼，吼得哄堂大笑，吼得嗓门嘶哑，吼得朝晖如血……这是他们的心在吼。这颗曾被沧桑碾碎、远未康复、不时仍在滴血的心，似乎只有呕出这生命的苍凉，它才汲得些许的慰藉。

也因此，你听不惯歌星灌制的《红太阳》音带，那儿只有乐音而无心灵，只有可折合成货币的媚俗与亵渎，而独缺无价的虔诚与悔悟。歌星太年轻，他们进不了历史。

但进入历史者，也可能囿于历史而出不来。譬如，你能听懂一点张学友的《吻别》、赵传的《小小鸟》、齐秦的《大约在冬季》与叶倩文的《潇洒走一回》，但置身于座无虚席、声浪摇滚的万人环型场馆，你又确实不知道通体闪亮、狂歌劲舞的黎明到底在唱什么，为何竟能煽动全场歌迷皆高举彩色手电围绕他转，仿佛满天繁星在碧空呼唤“太阳之子”，又仿佛盘旋的银河在轰隆隆地酝酿一次新的宇宙爆炸……或许，黎明及其追星族更年轻，他们在昭示未来，而你却老矣，老成一块活化石，或你已属于历史——你就是历史。

洗礼灵魂的音乐

导读

音乐的旋律有轻松庄严之分，有急促缓慢之别，因而，不同旋律的音乐有不同的心理效应。有些音乐如歌如诉，有些音乐如战歌呐喊，有些乐曲是为表达快乐而写，而宗教的音乐则是为了安慰灵魂和让人见证自己灵魂中的上帝而作。德国作曲家巴赫就是这样一位最善于创作圣乐的人，其中《耶稣受难乐》和《b 小调崇高弥撒乐》就是他最著名的代表作。高尔基曾经这样评价巴赫："如果像山峦般地罗列伟大作曲家的名字的话，我认为，巴赫就是高耸入云的顶峰，那里，太阳在雪白耀眼的冰峰上永远发射出炽热的光辉。巴赫就是那样。像水晶一样莹洁、透明………"

巴赫音乐的魅力在于：他的音乐反映了平民生活中的深重苦难以及对解脱痛苦的探求，让人见证了自己灵魂深处的自性、上帝或佛，其实原本就是人对自性的一种新的发现，是灵魂的一种非常独特状况的映象和回响。

与巴赫同乡的天才音乐家亨德尔也创作过一部脍炙人口的乐曲《弥赛尔》，他说："假如我的音乐只能使人愉快，那我很遗憾，我的目的是使人们高尚起来。"当然，能使人高尚起来和洗礼灵魂的音乐并不只有宗教题材的乐曲。例如《国际歌》、《歌唱祖国》等歌曲也具有提升精神境界的作用。人类社会创造了这样一种与艺术结合的社会活动的形式，即举凡在庄严的场合都要播放一些震撼人心的音乐，如教堂、灵堂、体育馆、升旗场合等。可见，音乐是否具有洗礼灵魂的功效，不仅与音乐的主题和旋律本身有关，而且与听者当下的精神状况和场合也有极大的关系。存在决定意识，既是一条哲学原理，又是一条存在主义心理学的定律。人也许只有处在死亡的边缘或观察别人死亡的时候，在达到成功的顶峰的时候，或在精神空虚无所适从，或在失去健康躺在病床的时候，才能最深切地感受音乐的语言。

阅读材料

西方宗教音乐与我的灵魂状况

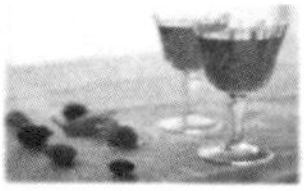

◎赵鑫珊

最深刻的音乐，都是因为描述了人类灵魂最普遍的状态。

尽管我不是宗教徒，但每当我的灵魂散乱、灼热的时候，却总爱到西方宗教音乐中去寻找宁静和清凉，去冥想人生存于地球上的本质，就像我习惯在夏日的一阵微风或一片白云中去追寻上帝的蛛丝马迹。我发觉，宗教的上帝原是自己灵魂一种非常独特状态的映象和回响。

在这个世界上，任何语言恐怕都不及抽象的音乐语言那样能够极优美动情地勾勒出人心中上帝的轮廓。因为那原是人类自己的灵魂状态；是人类灵魂在尘世间的一种呼救和太息，也是人类灵魂在黑暗的旷野和荒漠中的一声呐喊、惊叹和赞美！——赞美夜空的星座，盼望黎明的曙光从东方地平线上渐渐探头、袅袅升起……

我生平第一次接触西方宗教音乐是在1957年北大的冬天。当时我已读完二年级。反右扩大化和初恋的失败使我尝到了人生的第一杯苦酒。正是这杯苦酒，令我跨进了西方宗教音乐既高大又庄严的门槛，猛然发现了里面的高阶和谐、金碧辉煌和无比的伟大。

R.温特是西方语言文学系专讲莎士比亚的美国老教授，早年是闻一多的朋友，独身主义者，喜欢古典音乐到了一醉方休的地步。放在客厅里的上千张唱片是按英文字母的顺序排列的。巴赫和贝多芬的姓氏是B字开头，所以都放在架子的最前面，那是巴赫的《约翰受难曲》、《马太受难曲》和《b小调弥撒曲》，贝多芬的《庄严弥撒》，还有亨德尔的《弥赛亚》。

那年寒假，我几乎每隔一两天便要偷偷溜到朗润园温特先生那里去听唱片。在每次我选定的曲目中，必有一两部宗教音乐作品。今天回忆起来，那是我一生中最幸福、最充实的时光之一。当时宗教音乐之所以能够轻易打开我的心扉长驱直入，占有我的灵魂深处，是由于下面的原因。

我的灵魂正处在日夜倍受煎熬的状态。我像是人生航道上的一个落水者，拼命想抓住一根救命的木头。宗教音乐于我，便是这样一根木头。我想攀附着它，游向安全、宁静的港湾。

那年我又正好站在19~20岁的交叉点上。那是一个力求冲决日图三餐、夜图一宿的单调人生的年纪，也是精神驰骛八荒、上下求索，探究活着的意义和宇宙神秘结构的所谓青春骚乱期。

天时为寒冬腊月。客厅里拉上了厚厚的窗帘，一盏幽暗的台灯照着。长沙发上相对而坐者仅有两位听众：70岁左右的主人老温特和要求精神庇护的我。时至深夜，趁换唱片的空隙，我掀开一角窗帘，只见纷纷大雪落在庭院花坛上、槐树上、古老的石板桥上，还有为烟雾所笼罩的结冰的池塘上。

我这一辈子也忘不了，当亨德尔的《弥赛亚》第二部分《哈利路亚》合唱在那间建于清朝末年古朴的小客厅内响起，我的灵魂曾受到何等庄严的洗礼和多么崇高的震动！我有生以来第一次认识到了人声的穿透力和感召力。尤其是当赋格风的赞美上帝的唱词“Hallelujah”（哈利路亚）此起彼伏、穿过山谷、越过海峡、打破地球空间和时间界际的时候，我几乎想合掌跪下，向冥想中的一种永恒的神圣或神圣的永恒顶礼膜拜。——这，便是我当时的灵魂状态。按照我的定义，这状态便叫道德宗教情绪。每当这种情绪充满了我的内界，我的内界即有了灿烂的光照；短暂、多艰的人生即呈现出一层奇特的壮美色。

我经常是在深夜1点告别温特先生温暖的小客厅，回到学生宿舍。路过未名湖畔，雪还在纷纷扬扬地下。周遭的一切景物都沉浸在朦胧的境界中。于是“哈利路亚”的合唱声又在我的幻听中回响、震荡。据说，亨德尔仅用了短短的24天（1741年8月22日至9月14日）便完成了这部古今最宏大的神曲（总谱共计354页）。由于是一气呵成，故曲子十分流畅，无一处给人迟滞感。在创作时，他足不出户，三更暂眠五更复起，蘸着纯洁、激情和泪水，奋笔直书。当《哈利路亚》完成，他竟伏在桌上，自己感动得泪水如注，说：“我看到了天国和耶稣！”

许多年后，我读西方音乐史，才知道1743年3月这部作品第一次在伦敦演出，当英皇乔治二世听到《哈利路亚》，深为感动，情不自禁地缓缓站起身来，表示自己的肃然起敬。全场听众也相继起立聆听。从此以后，相沿成风，每逢演唱这首结构宏伟的《哈利路亚》，在场听众照例都要霍地纷纷起身，站着谛听。——听自己的和全人类的心灵祈求、呐喊和赞美声。

这无疑是一首深刻描述了人类普遍灵魂状态的不朽作品。不然，为什么作曲家自己连同英国国王和两百年以后的我会如出一辙，如此动情，进入同一角色，我要感谢亨德尔这部伟大的清唱剧，因为它拔高了我的灵魂状态，大大缩短了我同永恒的神圣或神圣的永恒的距离，教会了我同人类普遍灵魂状态，进行广大的交谈，满心而发，纵横万里，上下千载，俨然我就是一个宇宙公民……当我刚好告别了19岁，进入20岁的好做白日梦的幻想岁月。

有三个寒假，我一直习惯晚上去温特先生的小客厅欣赏各种各样的弥撒曲。我最喜欢当室外朗润园飘着鹅毛大雪，室内响着巴赫的《b小调弥撒曲》或舒伯特的《圣母颂》，偶尔还听到从火炉里冒出哗哗剥剥木柴燃烧的声音，遇到这种情景，便是我既清静又活跃的沉思默想状态。多次体验告诉我，处在这种多思虑、多感触和多敏锐的状态，灵魂最容易同宇宙精神相通，也最容易同天道地道人道相交感。今天我才知道，正是我早年这种状态的灵魂渐渐累积效应，才最后促使我献身于哲学冥想和创作生涯。当然，我走上这条道路是一个复杂合力的结果，但其中重要的一个分力却是西方宗教音乐的熏陶和感召。

其实我也多次虚心聆听过佛教和道教的音乐，但都不如西方宗教音乐这样能拨响我的心弦，很遗憾，极为深刻的佛教和道教哲理却欠缺相应壮美、动情的音乐作为支撑、渲染它们信念的心理背景。按我的理解，佛、道哲学远比基督教和天主教深刻，但音乐（包括合唱）又远不如西方的亮丽、雄伟和巍峨。

后来，按我的理解，我将西方宗教音乐作品大致分成重型、轻型两类。巴赫的《b小调弥撒曲》，海顿的《四季》和莫扎特的《安魂曲》当为重型；舒伯特的《圣母颂》和巴赫的《G弦上的咏叹调》则属轻型。其实，《少女的祈祷》这首钢琴小品也属轻型宗教音乐。重型者哲理成分较浓，轻型者诗意成分较多。但两者都是纯洁、神圣灵魂状态的陈述，都是教会你什么是善，什么是恶。

我说过，我不是宗教徒。但在我的内心深处多年来一直都有一种叫宗教感或宗教灵魂状态的东西在那黑暗中弥漫。它来源于三个方面：一是西方宗教音乐，二是大自然的雄丽壮美。在乡村生活那几年，我常观察闲草野花外形的对称几何状。许多昆虫身上的花纹斑点也呈几何对称图案。在我眼里，这便是“上帝”属性的披露了。三则是自然科学的论著。许多自然现象均可用数学语言来刻画、描述。比如，在原子物理世界，圆周率 π、sin、cos 这些函数关系便经常出现，以至我不得不把“上帝”看成是一个最伟大的数学家。

也可以这样说，在我内心暗地里弥漫的一团宗教情绪系由两种灵魂状态混合构成：道德宗教情绪和宇宙宗教情绪。

可不要小视这两者的有机结合。许多年，它们像钢筋混凝土一般，在我的内界渐渐筑起了一座无形要塞，多次有效地抗击了外界狂风暴雨的入侵。

也许是早年我在北大朗润园欣赏西方宗教音乐的习惯所致，我现在听莫扎特的《安魂曲》或亨德尔的《弥赛亚》总偏爱在寒冬腊月，而且又总爱在夜深人静的时分。尤其是当外界飘着雨夹雪的日子里。因为只有这种气氛和环境，我的灵魂才是呈开放的状态，坦荡荡地直面永恒的神圣或神圣的永恒。

最近几年，我越来越喜欢海顿的清唱剧《四季》。全剧分春、夏、秋、冬四个部分，表达了作曲家对斯宾诺莎上帝——大自然的崇敬心情。我满心激赏这部作品，原是因为它更准确地描绘了我的宇宙宗教感的灵魂状态，尤其是现在全球生态危机严重，春夏秋冬秩序开始被打乱的日子。我确认，音乐艺术中的四季往往要高于现实世界的四季。

生活在大城市的现代人，灵魂日夜被周遭的环境（比如摩托车的噪音）所困扰、污染。深层心理的灼热、焦虑和烦躁，迫使人们渴望一个清凉、和谐的世界。在我看来，中国的山水画、唐诗宋词和西方的宗教音乐便是我们一颗焦虑的灵魂最理想的去处。在那里，我们黯然神伤的心灵将会像月色底下的贝壳珍珠那样再度闪闪发光。

阅读材料

一张清澈透明的音乐

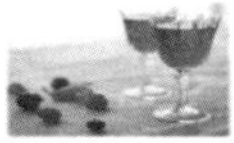

◎徐庆雯

如果一幅画用色淡、色调低、线条明晰、层次简单、留白多，那么就显得安静，甚至易落于空洞，如果用色浓烈、线条粗重、色块层叠密布，看起来易感热闹，甚而纷杂。工笔，精致华丽，易流于俗；写意，清高风雅，不免淡薄；泼墨，气势开阖，惜欠轻灵。

音乐上大致如此。旋律如同线条主题，和声如同色块层次，休止符、单和弦的运用，与留白有相近的效果。旋律若细腻、流畅，和声往往简单，巨大的和声可以造就气势凝练宏伟，但过于繁巨，反使旋律滞窒不前。多线进行的旋律编织成的复调音乐富丽堂皇，然若处理对位的技巧不足，反易夹缠结块；或囿于格律流于“填谱”，形成表面光鲜的空架子。

巴洛克时期的音乐主流为复调音乐，近似工笔，精致绚丽，光辉夺目，如钻石般高贵——此时宫廷乐当道，乐风自然铺陈气派，不想流露富贵气息也难。巴赫为当代大家，其伤口将此风格发挥到淋漓尽致的，如《布兰登堡协奏曲》、《郭德堡变奏曲》、《受难曲》等，堪称追求完善极致的性格代表作。

然而巴赫的伟大之处并非仅建立在超凡技巧之上，其作品在音乐史上亦不仅只博得“结构繁复臻于完美”之评断而已。

听音乐不像阅读：由于文字同时呈现，可以任由读者操弄，甚至颠覆文字间的联结；音符的次序井然，依附着时间不停递进，不能逆倒，停止便消逝。然而动人处也因此而生：听者的心灵被不断发生的音符推动，上高空入深渊；若非单弦律线则又更妙，高处能再生转折，低处亦还有峰谷，路转峰回，激荡蕴生，其细妙实非文字可比拟。盖文字生思维，毕竟不比音乐的直感。

而在这微妙的次序中，激荡出什么呢？空灵、清明、自觉、苏醒，还是放逐颓废、末世沉沦？由于直接触及人心深处，在音乐里，人变得脆弱不堪一击。具灵性的音乐能够洗去垢秽，澄净心灵；魔性的音乐也会将人引入黑暗，永劫不复。

巴赫的音乐，毋庸置疑，是为人间苦难众生构筑一处清净的庇荫，让世人在此得以安歇，重获心灵的平静。其音乐结构的繁复严密，正巧妙地托持着倾危的意念；多重声部均衡推展，簇拥主题回绕，愈行愈高，象征人们渴求上帝垂怜赐福，其心之哀烈。

这张音乐，虽不若“布兰登堡”那么灿烂耀眼，却如珠玉般晶润光滑，轻灵怡人，有如水草鲜美的绿荫，安抚迷途羔羊般的作用。

一般听巴赫，类似的康塔塔多半以器乐演奏的部分较著名，此张音乐静听下来，竟别有天地。女高音清亮流畅，如生双翼般在云端起落自得，那飞翔的线条解放了人们的束缚；小提琴丝般光滑细腻，同女高音在晴空翻飞相错而行，仿佛护送引领着人们的祈祷；而大提琴、大键琴等中低声部轻柔唱和，沉稳而不拖沓，有如大地的祝福。想象当时教堂中情景，于冷冽的冬晨闻唱此曲，恍若天使降临；屏息聆听，声虽止而久久不逝。人们如痴如醉的神态历历在目。

听完这张音乐后，感觉如经一场洗浴。结构繁复仍能呈现轻灵，声部叠沓却毫不迟滞。像雨后青空，清澈透明，令人满怀喜悦。

清澈透明，一派淙淙的生之流。……

常常在郁闷的、阴悒的、久雨的午后，等待。（可能会发生一些有趣的、意外的事件，能扭干被雨侵蚀过久以致有霉锈迹象的心。）

而常常听到鸟鸣。（只是简单的、平凡的麻雀在或许不觉等待很久之后的雨天。）

而然后，天晴了。

它，适合在雨中听。（或者，当不觉等待已久之后……）

不能说，但也不能不说

导读

语言和音乐都是声音的表现形式。声音不仅是物理世界存在的一种形式，也是精神世界存在的一种形式，是人类灵魂寄居的一个甲壳，但语言并不是完美无缺的，它并不能穷尽表达人类所有的感情和思想。老子最早意识到语言的这种缺陷，曰："道可道，非常道，名可名，非常名。"于是古人发明了用"象"（可以是画和数）和音乐来表达那些不能用语言说，但也不能不说的感情和思想。如，舒伯特第八交响乐《未完成》以忧郁的沉思、诗意的气氛和丰富的旋律，表达了一个浪漫主义幻想者的心境：乐曲中既有豁然开朗的感奋、安详的静观，又透射出淡淡的哀愁和冥想。

临床心埋学家们常观察到，神经症患者常有一种说不明、道不清的烦恼和苦闷，心理咨询的重要任务之一就是帮助当事人澄清那些不明朗的语意和感觉。其实，这种将模糊变成清晰，将个人体验"强行"纳入一种语言范畴之中的做法，恰恰抹杀了人类心理体验的丰富性和独特性，从这种意义上说，心理咨询是持自然科学态度和方法路线的。相比之下，音乐是一种非常个体化的人文主义方式。每个人都可能在音乐中找到与自己心境相契合的知音，表达语言不能表达，但不能压抑不说的东西。

音乐的确都是美的声音，因为她符合数学的规律，但音乐并不都是表达快乐，她也宣泄各种莫名的情感和思想，她最终可以使你的心灵恢复快乐。

阅读材料

声音带给我的

◎莫　言

音乐，从字面上看，大约可以理解为声音的快乐；从名词的角度理解，就比较要复杂得多，这不关我的事。我只管声音带给我什么，声音让我感受到什么。我想最原始的音乐大概是人用自己的器官或者借助一些别的什么东西来模仿大自然的声音。大自然的声音有悦耳的有难听的，好听的就令人乐，好听的声音就是音乐。我小时候在田野里放牛，骑在牛背上，听到头顶上的鸟儿哨得很好听，哨得很凄凉，天像海一样蓝，蓝得很悲惨。听着鸟儿的哨，我那颗小孩心悲悲切切的，感到有一种难以说清的对于世界的恐怖，但这种感觉又是幸福的。所以好听的声音并不都给人以欢乐，所以音乐实际上是唤起人的心灵之湖波澜荡漾的声音。还有黄牛的哞叫，老牛哞哞唤小牛，小牛哞哞找老牛，这些牛叫也让我心里又宽又厚地发酸。还有风的声音，春雨的声音，三月蛙鸣夜半的声音，都如刀子刻木般留在我的记忆里。后来就听一种叫茂腔的地方戏。调子一律悲凄凄的，很深刻。紧接着又听样板戏，那节奏感能让我的腿不由自主地抖动，但这些曲儿不能动人心湖。又后来到了1977年初，那时我在黄县当兵，黄昏时分，遍地都是残雪和泥泞，团部的大喇叭里突然放出了《洪湖赤卫队》的著名唱段“浪打浪”，我突然感到被一股巨大的、凄恻的暖流包围，我朦朦胧胧地感觉到：一个充满爱情的时代即将开始了。这歌声把我拉回了童年。“二呀么二郎山高呀么高万丈”更把我拉回了童年，炎热的夏天的正午，在荒草甸子里，在牛背上，蚂蚱剪动翅膀飞舞，用葱叶到井里盛水喝，井里浮着青蛙。一支歌能牵出一个逝去的童年。后来又听流行歌曲，不好听。又到了军艺，上音乐欣赏课，一个叫李德伦的人来用交响乐普及我们，我说老师你能对着录音机给我们比画几下子吗？他不高兴地说我能指挥乐队但不能指挥录音机。同学们都笑我浅薄，我一想也真是胡闹，怎么能让人家那么大一个指挥去指挥录音机呢？我还写过一篇名叫《民间音乐》的小说呢，读了小说的人说我很有音乐造诣，其实那些名词和术语全是我从《音乐欣赏手册》上抄的。我们村里有一些一个字都不识的人能拉胡琴，他嘴里能哼什么手就能拉出什么来，一边拉一边吧嗒嘴，闭着眼。我也学过拉胡琴，差不多练到会拉《东方红》时就把琴弄坏了。那时候经常有一些瞎子到村里来说唱，有瞎子二胡拉得非常好听，村人赞叹不已。我家邻居有几个小丫头天生奇才，什么歌曲听一遍就会唱了，一边唱一边改造，忽高忽低，忽粗忽细，像原来的曲子又不像原来的曲子，我想这大概就是作曲了。忽然听到了小提琴协奏曲《梁祝》，很入迷，很被悲壮的爱情折磨着。又听贝多芬，听德沃夏克，听莫扎特，听不懂结构，但能感觉到一些宁死不屈的东西，一些与命运、与女人搏斗的东西，能在眼前浮现出树木与原野、战火与硝烟之类的东西。音乐的形象需要每个人创造。我听音乐并不上瘾，不听也行。京剧之类的，那一板一眼的节奏，能与我的笔合上拍。西洋的也能。有一段时间我戴着耳机听着声音写作。写着写着就不知道听什么，只感到有一种力量催着笔走，十分连贯，像扯着一根永无尽头的线。但磁带不是无穷长，这很讨厌。关于音乐的很多东西我能感觉到，但无法用文字表现出来。我看过一本苏联小说《真正的人》，那里边有一个飞行员试飞新战斗机下来，兴奋地说：妙极了，简直是一把小提琴！我快速写作时有时侯产生演奏某种乐器的感觉。尽管我不会演奏任何乐器。我经常在音乐声中十个指头快速地敲击桌面，好像耳朵里听到的就是我敲出来的。我想象着一架钢琴。尽管我不会跳舞，但我一个人经常在房间里随着音乐胡乱跳动，每一动都合着拍子。音乐实在是太复杂了，在专家们眼里可能又很简单。我对音乐一窍不通，但我的确享受过声音带给我的快乐，快乐在这里是共鸣、宣泄的同义词。大概没有什么音乐是让人欢笑的，让人欢笑的音乐我认为是无聊的，就像能让人欢笑的小说是无聊的一样。欢笑本身又很复杂，我基本上明白艺术这玩意儿是怎么回事，但说不出来也不愿意费劲去说。不说出来，但让你明白，我想这就是音乐。声音比音乐更大更丰富。声音是世界的存在形式，是人类灵魂寄居的一个甲壳。声音是人类与上帝沟通的手段，有许多人借着它的力量飞上了天国，飞向了相对的永恒。

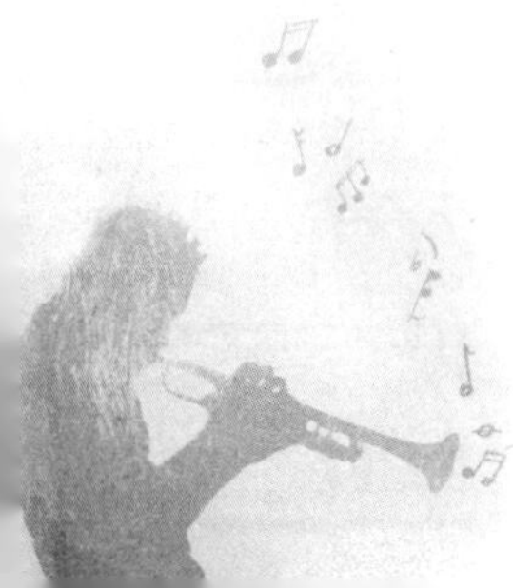

音乐就是力量

导　读

培根说过，“知识就是力量”，这是一句人人皆知的名言，教师经常用它来鼓励学生要好好学习，社会因而懂得普及教育的作用和效益。然而，音乐也是一种鼓舞人的力量，却没有得到人们应有的重视。

鼓是我国最早发明的一种打击乐器，古籍《山海经》中记载了黄帝制鼓战胜蚩尤部落的故事。传说黄帝同民风剽悍的蚩尤部落交战，屡战不胜，后来九天玄女为黄帝制作了八十面牛皮大鼓，于交战时在军前擂之，“一震五百里，连震三千八百里”，仿佛如天雷轰鸣，不仅使士气倍增，热血沸腾，还震骇了敌人。故《诗经》里说“击鼓其镗，踊跃用兵”。《乐记·魏文侯篇》中也说：“古鼙之声欢，欢以立动，动以进众。”在西方历史上，军号也是一种很早就用于鼓舞士气的乐器。传说公元前 8 世纪时，美塞尼亚人和斯巴达人之间发生了战事，斯巴达人久攻不下，向雅典人求援。可雅典人只派了一个瘸腿的教师忒耳梯厄斯去助战，这个瘸腿的教师是一位音乐家，他用自己发明的小号吹奏着他创作的雄壮威武的军乐，结果，斯巴达人斗志空前高涨，奋力拼杀，终于取得胜利。可见，音乐的确是鼓舞斗志的一种力量。

事实上，不仅是军歌、军乐具有即刻起效的鼓舞斗志的作用，许多进行曲、奏鸣曲也都具有同样的心理效应。19 世纪德国作曲家和音乐评论家舒曼是这样评论波兰作曲家和钢琴家肖邦的作品的：“如果北方强大的君主知道在肖邦的作品里，在他的马组卡舞曲的纯朴曲调中有多么可怕的敌人在威胁他，他一定会禁止这种音乐的。肖邦的音乐——那是藏在花丛中的大炮。”诞生在苏联卫国战争期间的《第七交响乐》不仅极大地鼓舞了被德军围困数月、饥寒交迫中的列宁格勒市（现名圣彼得堡）的人民，也对世界反法西斯战争的胜利起到了巨大的激励作用。

音乐的力量不仅体现在鼓舞战士的斗志上，还表现在激励普通人的生活勇气上。1802 年，贝多芬正经历着个人精神上的危机：耳聋正在加剧，爱情已经破灭，他甚至留下了遗嘱。后来，还是音乐挽救了他自己，他说：“我要扼住命运的咽喉，绝不容许它毁灭我。”就在这一个时期他谱写了《第二交响乐》，开始用音乐去阐述重大的人生主题。1805 年他完成了《第五交响乐》，这部作品正如它的标题“命运”一样，深刻地刻画了他人生中遇到的失败和胜利、痛苦和欢乐、内心种种矛盾情绪的冲突，展示了英雄不屈服命运的坚强意志，扯断束缚他的锁链，点燃自由的火炬，朝着光明勇敢前进的形象。世界上不知有多少失意的人正是从这首乐曲中获得了新生的力量。

音乐是有节奏的声音，而且，这些节奏大多与人的生活运动节奏具有同构性，音乐的力量在很大程度上与它的节奏特点有关。如，摇篮曲类似于摇篮的律动，船歌是划桨的律动，进行曲是行进的律动，圆舞曲则是旋转的律动等等。从某种意义上说，一个神经症患者整天陷于自我折磨的苦恼中，就是一个失去了生活节奏和精神节奏的人，因此，音乐的节奏可能有助于同化欣赏者的肌肉和心跳、呼吸等生理节奏，进而影响精神节奏的恢复。一张一弛谓之道，自然界没有节奏就会天下大乱，人没有节奏就会患病，我们的身心都需要节奏！

音乐给我的安慰和烦恼

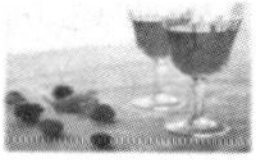

◎瞿世镜

我爱上音乐，是在新中国刚诞生的岁月。当时我还是个十三岁的中学生。上海市人民政府交响乐团在兰心大戏院（现在的上海艺术剧场）演出的星期音乐会，或者在法语学校（现为上海市科学会堂）大草坪上举行的夏季音乐会，我几乎一场也不肯放过。和我结伴同去的是同窗好友李名强，现在他已成了举世闻名的钢琴家。我因体弱多病，早就放下了心爱的小提琴。人生的聚散离合，宛若水上的浮萍。昔日的良师益友，早已离我而去，各自东西。唯有音乐仍陪伴着我，给我以鼓舞和慰藉。

人生的道路是坎坷的。疾病的折磨、学业的中断、事业的挫折，种种不如意的事情纷至沓来，几乎不让我有喘息的机会。每当贝多芬那著名的“命运的敲门声”在我耳边响起，我就想起了这位大师的名言：“我要扼住命运的咽喉，它不能使我完全屈服……”于是我又振奋精神，迎着困难，昂首前进。

我对音乐的兴趣相当广泛。交响乐、室内乐以及各种声乐、器乐作品，我都能欣然接受。巴赫的典雅肃穆、莫扎特的轻盈妩媚、贝多芬的热情奔放、门德尔松的流畅旋律、帕格尼尼的辉煌技巧、肖邦的多愁善感、德彪西的朦胧迷离，甚至斯特拉文斯基不规则的节奏和勋伯格的十二音体系，我也都能兼收并蓄。但我亦有所偏爱。对我影响最为深刻的，是贝多芬的《第五交响曲》和《第九交响曲》、柴可夫斯基的《第四交响曲》、肖斯塔科维奇的《第五交响曲》。这些乐曲都从不同的角度向我展示了人生的艰辛，给我以克服困难、奋斗不息的勇气。因此，我对它们的偏爱，并非某种特殊的审美情趣，而是在人生战斗拼搏中精神上的需求和渴望。

随着年龄的增长，我对音乐的审美情趣也在逐渐变异。我则开始欣赏交响乐，很喜爱莫扎特的作品，因为它们旋律明快、结构单纯、便于把握。当我听过勃拉姆斯、德沃夏克、弗兰克、马勒和西贝柳斯的作品之后，就觉得莫扎特似乎太过单纯，甚至有点近乎天真幼稚。在少年时期，肖邦和柴可夫斯基的作品曾令我心醉神迷。到了中年，我又觉得这两位作曲家有时感情过于泛滥，似乎缺乏必要的节制。在听过斯特拉文斯基、勋伯格、柯普兰等人的现代乐曲之后，我又回到了莫扎特身边。莫扎特命运坎坷、终身潦倒，其心情之痛苦可想而知。但他的音乐却是如此优美和谐、轻盈活泼、淳朴自然、充溢着生命的活力，犹如一股清泉，汩汩地流入我枯竭的心田。我终于醒悟：莫扎特并非天真，而是纯真！在尝试过各个时代不同流派的乐曲之后，我重新聆听莫扎特的作品，领略到一种返璞归真的喜悦。我特别喜爱的，是由安妮·苏菲·穆塔担任独奏、由卡拉扬指挥柏林爱乐乐团协奏的莫扎特小提琴协奏曲。有一个时期，我爱听海菲兹灌的唱片。现在我觉得海菲兹的某些手法带有刺激性，与莫扎特自然淳朴的风格不相吻合。在青年时代，我爱听贝多芬的《第五交响曲》，因为我感到它气势磅礴、令人振奋。现在我却更爱听《月光奏鸣曲》和《第九交响曲》中的慢板乐章，因为我发觉自己的个性过于刚直、急躁，容易冲动、激昂，那些宁静安详的乐章，对我具有一种特殊的心理平衡作用。

我的女儿刚进中学。她也爱上了音乐。在我刚开始爱好音乐的时候，上海人民广播电台的前奏乐是舒伯特的《军队进行曲》；人们从早到晚都能听到古典音乐；在星期天上午，人民广播电台的星期音乐会和亚美广播电台的星期音乐会相互媲美。在这样的环境中，我自然而然地爱上了古典音乐。现在一打开收音机，我们听到的不是迪斯科舞曲就是流行歌曲。因此，我的女儿很快就成了个流行歌曲迷。当她还是个娃娃，没学会说多少话，就会跟着录音机哼《月光奏鸣曲》的调子。目前这一点点先天的音乐潜能早已烟消云散。她铅笔盒中的歌星照片越积越多，她的学习成绩也每况愈下。我家只有一个房间。女儿听流行歌曲，总是开足音量。那单调强烈的节奏、嘶哑嚎叫的吼声、庸俗不堪的歌词，对她而言或许是一种刻骨铭心的享受，对我来说却不啻是一种痛苦的折磨。或许这就是所谓“代沟”?!

音乐啊音乐，你曾给予我这么多的安慰和喜悦，想不到你也会给我带来些许烦恼和忧愁!

音乐的痛快

导读

“痛快”分开来，“痛”和“快”是一对奇怪的矛盾，为什么痛并快乐着？简直不可思议。这也许可以从矛盾的相互依存关系来看，因为没有痛苦就无所谓快乐；这也许还可以从生理学上进行解释，因为没有痛感的人就没有保护性反应，当然就不会有快乐的生活体验。音乐，从字面上理解就是可以带来快乐的声音，但在很多时候，音乐并不是直接歌唱快乐的，而是通过宣泄压抑和痛苦来获得快乐的。因此，我们可以说，音乐是一种痛快的艺术。

柴可斯夫斯基谱写的《第六交响乐》又名《悲怆》，就是一个用音乐来倾诉心中苦痛的代表。作曲家自己这样说过：“常常当我构思时，我竟然痛哭起来，我从来没有爱过我其他的作品像它这样深……”的确，该哭的就哭，哭出来了就轻松快乐了。音乐就是这样一种以歌当哭的手段。《悲怆》没有回避死亡这种人生结局的悲哀，以深沉的大提琴的低音旋律结尾，象征着生命的蜡烛渐渐熄灭，但这并没有使人感到悲哀，相反，以其巨大的悲剧力量震撼人心，引导着人们深入地认识生活，认识人生，认识历史赋予自己的伟大使命，它是一首安魂曲，使我们能够坦然面对死亡。

能从痛苦的题材中滤出不屈的精神来的音乐高手还有肖邦，《葬礼进行曲》就是他用心血和泪水谱写的乐曲。人类自古以来就会吟唱哀歌，但并不是为了哀伤而歌唱，而是为了经历哀伤而获得对哀伤的解脱，在悲痛中寄予无限思念，在哀伤中投射出后人不屈的精神。

阅读材料

混着痛楚的愉悦

◎白　桦

我的文学作品要是能写得像肖邦的乐曲那样该有多好！音乐在我心中具有永久的神秘感和神圣感。我真的不知道音乐的语言为什么会有那么大的容量和如此动人心魄的力量。

我对音乐的爱好有两个极端：最洋的和最土的。其实，最洋的也是最土的，只不过植根于异域之土。我最反感的是既不洋也不土的音乐。

1938年，我8岁，武汉。伟大的冼星海在长江的水上举行盛大的合唱音乐会，武汉三镇都在慷慨高歌。分不清谁是听众，谁是合唱队员。人们的血和泪像长江里的水一样流。那时在我幼小的心灵里真正地认识到：中国不会亡！后来大半个中国沦陷了，我的父亲被日寇活埋了，失学了，流亡了……我仍然坚信：中国不会亡！

1954年春天，当我正骑马翻越藏东一座雪山的时候，突然从远处飘来一个女声的独唱，高亢、明丽，虽然我听不懂歌词，这歌声却狠狠地刺了我一针，在我的心灵的深处，好一阵说不出的混合着痛楚的愉悦（原来，痛楚和愉悦靠得那么近，甚至可以混合起来）。我在马背上战栗不已，身不由己地催马去追逐那歌声。高原上的蓝天是透明的，清冷的空气里充满植物嫩芽的清香，马蹄在潮湿的草地上几乎是无声的。当我冲进一座反射着阳光的桦林的时候，吓得那个瘦小而清秀的牧牛姑娘面色如土，一群庞大的牦牛都鼓着惊愕的眼睛看着我，因为我身后除了一个藏族向导之外，还有两名端着冲锋枪的士兵。那姑娘说什么都不相信我们反复解释的来意。她只勉强回答了我们提出的两个最简单的问题：16 岁，名叫娜吉拉娃。她坚决否认她刚才正在唱歌，并拒绝再唱。事隔很久我都在后悔，为什么我们要闯入她那个沉醉着的世界呢？对于她的情感、她的灵魂的历程一无所知，但我们闯入了。我们的闯入是对她自己的神圣境界的亵渎。即使她听从了我们的请求，唱了，为我们这些粗暴、陌生的闯入者唱了，其结果一定是连我也会肯定她的否认：刚刚不是她在唱，而是另一个人。

如果我在桦林边沿勒住马就好了……

后来，我曾经听到过无数闻名全球的歌唱家的演唱，大多在金碧辉煌的剧院里（如巴黎歌剧院、莫斯科克里姆林宫、维也纳往日奥匈帝国时代的皇家剧院，还有日本岐阜长良川上三十多万听众的露天国际音乐会……），他们使我心醉神迷，但我再也没得到过牧牛姑娘娜吉拉娃给过我的那种混合着痛楚的愉悦。

1958 年初，我被宣判成资产阶级右派分子，在离开北京之前，我去青艺剧场听中央乐团演奏的柴可夫斯基 b 小调《第六交响曲》，我是在绝望中去寻找“悲怆”的，但我得到的却不仅是“悲怆”。在慢板乐章竭止之后，我哭了。哭泣着走上积雪的长安街，我真正意识到我是一个被我紧紧拥抱着的人世抛弃了的孤儿，但我朦胧间觉得还有另一个永不舍弃我的境界。此后，我不再幻想趋向石壁乞求什么了，我的思索也随之而多了一点深沉。空旷、寂寞、迫切地渴望着喧哗人世之上的音响。1958～1961 年，我在上海一个远郊工厂当了三年钳工，每周返回市区一次，在回家之前先进音乐书店，花 8 元钱买两张古典音乐唱片（当时我的月工资是 60 元）。那时的唱片比起别的东西来，算是很贵的东西了（大部分是捷克斯洛伐克生产的慢转唱片）。整整一个周末的夜晚我都沉浸在瑰丽的音乐之中。星期天的早上，总能听贝多芬的 F 大调《第五小提琴奏鸣曲》，它能把我怀着天真梦想经历过的春天都找还给我。我好像又爬上了梨树——苦难童年时的春天飞花似雪。我好像又在蔷薇丛中匍匐前进，少年时代的春雷是战场上的炮声。春天，春天，包括1954年在雪山上的那个娜吉拉娃的春天，五彩的春之波一层又一层地淹没着我，使我透不过气来。我不能理解，在人类创造了如此瑰丽、宝贵的音乐之后会有人颓唐，会有人自暴自弃!?

当江青们开始焚烧乐谱、音乐唱片和录影带的时候，我默默地问自己：他们会长久吗？把莫扎特、贝多芬、柴可夫斯基当作敌人的人。

1982年大年夜，钢琴家傅聪在上海音乐厅演奏完就到了我家。两瓶茅台伴着我俩谈了整整一个夜晚，一个非常寒冷的夜晚。谈故国之思，谈中华民族漫长的苦难和独特的文化，谈各自的童年，谈他的父母，谈昆明、北京、华沙、伦敦……唯独没有谈音乐。但我真切地时而沉浸在肖邦，时而沉浸在德沃夏克，时而沉浸在莫扎特的氛围中。凌晨，我步行送他从被毁的普希金铜像的残座旁走过，一直到锦江饭店，然后我再步行回来，忘了冷。我想，他的琴声如果单单来自手指，决不会如此震动我。正如莫扎特、肖邦、贝多芬……这些永垂不朽的大师一样，他们的乐谱几乎都是他们用鹅毛笔蘸着心中的血浆写出来的。据说战国时代的铸剑大师总是把自己的心灵和血肉之躯投入炉火，才能最后完成一把传世极品。我相信：真正的音乐家也是这样。只有和着血从心中涌出的乐音才能扣人心弦，产生共鸣。

总之，没有音乐，我不可能太太平平地活着；当然，也不可能太太平平地死去。

在音乐面前人人平等

导读

如果仅仅从心理学的角度来看，音乐的价值在于它对人精神的提升和宣泄的作用，而不在于其艺术的完美性。因此，从这个角度来看，流行的通俗音乐具有很强的张扬个性的功能绝不在古典音乐之下。

通俗音乐大多是指由音乐爱好者、歌手和乐手创造出来的，在一定的时间和地域内流行的歌曲和乐曲。通俗音乐的题材大多反映中下层劳工阶层的思想感情，如，由美国南方黑人带入的布鲁斯（Blues）音乐表达的就是那些迁入城市的黑人的失望和痛苦的心境。20 世纪七八十年代在美国流行的乡村音乐（Country Music）大多以母亲、家庭、流浪者、劳工、失恋为主题，表现了中低阶层的理想与抱负、挫折和信念。据估计，美国每年观看与出席乡村音乐会的人超过 5 000 万，大大超过欣赏古典音乐的人数。

根植于西非黑人文化，流行于欧亚非大陆的爵士乐（Jazz）是一种节奏强烈、短小，风格热情、粗犷，具有即兴演奏特点的流行音乐。一般音乐的重拍落在第一、三拍，而爵士乐的重拍落在第二、四拍，这种在节奏上的切分音能形成一种令人想跳跃的动感，故它被人形容为“切分式的交响乐”。爵士乐每隔 10 年就出现一种新的形式，已经成为一种有众多流派和不同风格的音乐阵营。

20世纪50年代，一位被称为“猫王”的歌手又开创了摇滚乐（Rock & Roll）的流行曲新时代，这种新型的音乐内容单纯、明朗，感情狂热激昂，注重强节奏、强力度的音响效果，具有紧张的节奏感和轻松欢快的情绪。演出时所营造的狂热气氛，用情胜于理，题材接近世俗生活和人性，具有大众化的口味和自然主义的舞台风格在全世界引起轰动，特别是受到青年们的热烈欢迎。由英国利物浦四位工人出身的少年组成的“甲壳虫”乐队，给听众带来了无忧无虑、生趣盎然、青春奋发的新感觉。“甲壳虫”在20世纪60年代风靡欧美大陆，成为青年一代崇拜的偶像。摇滚乐在当代美国、日本、英国、俄罗斯和中国等地仍然方兴未艾，仍然是青年们张扬个性的“猫”和精神寄居的“甲壳”。

在20世纪七八十年代，起源于法国的“迪斯科”（Disco）舞蹈音乐又流行于世界。这种音乐从拉丁美洲音乐中吸收了有渗透力的敲击乐和爵士乐中的吉他低音声部，又采用了古巴黑人音乐中的抒情旋律，使其节奏均匀强烈，具有动人心弦、闻乐即舞、欲罢不能的效应。迪斯科舞蹈动作刚健敏捷，自娱性极强，形式变化多样，既没有动作定则，也没有时间限定，跳舞者只要根据节奏的变化即兴发挥即可，因此，迪斯科有助于人的各种情绪的宣泄，真可谓是一种使人尽情歌舞的音乐。

与学院乐派演奏的古典音乐相比，通俗音乐消解了演奏者与听众之间的距离，往日只能在台下观赏的听众这时在热烈的现场气氛和强烈的节奏感染下往往会情不自禁地加入到歌舞的行列之中来。参与性强、自由度高是通俗音乐心理治疗效果显著的重要原因。通俗音乐不仅因为其节奏和旋律的特点诱发人的生理运动，而且，因为它的主题贴近百姓生活，通俗易懂，所以，使人更感真挚、亲切。可以说，通俗音乐正如她的名字一样，她将音乐请下了宗教和宫殿的圣堂，让她成为老百姓的喉舌！乐由心造，美因人生。音乐作品和音乐形式并不是只有一种解释的语言，我们每一个人都可以自由地以自己的人生观和审美观去欣赏和解释任何一种音乐作品和音乐形式的美，但没有权利批评和封杀别人的欣赏和解释。在音乐面前人人平等!

阅读材料

我听音乐

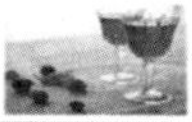

◎李杭育

音乐是一种很少受我们的理解限定的语言，因此，像我这样写一篇文字来谈论音乐，这种事几乎是不可能做得好的，更不用说我这样一个外行的说三道四了。

但也不一定是外行。至少我是个极热心的听众。我每天都花大量时间听各种各样的音乐，一听就是几个小时，以至这件事干扰了我日常的写作。这倒并不可惜，因为这沉湎是情不自禁（而今能让我情不自禁的东西是很少很少了）的。好的音乐总是在引导人的情绪，或者说总是迫使我们拿自己的情绪去期待、去迎合、去捕捉下一个乐句又下一个乐句……时间就这样过去了，在情绪对乐句的跟踪中满满实实而非空空荡荡地过去，而你压根就没在乎这过程中你损失了什么。恰恰相反，你倒是从中看到了英雄梦想和人间的诗意，这至少让你那份或平庸或惨淡的人生得着些许安慰。

这就是我这么个人也配谈谈音乐的道理。

许多年前，我是从大量的“文革”歌曲开始接触音乐的。撇开歌词的话，那里面倒也有些很好听的调调哩，倒是比眼下某些流行歌曲更有味道。尤其是当时就被“解放”或重新填过词的民歌。当这些老老实实的歌儿从一片嘈杂声中挣脱出来，像闻着一股湿漉漉的青草气味时，生活就忽然不那么单调了。我个人以为，最愉快的生活是应该酝酿着我称为“乐意”的某种东西，并且和我们的乐感相默契的，而这份乐感偏巧又是我爹妈或者索性是上帝给予我的宝贵的禀赋。它曾使我在恋爱中获益匪浅，当初我的小声吟唱很博得我日后的妻子的好感，一段与此情此景很般配的曲调或者民歌，使我在那女孩面前增色不少，使我比另外那些比较拙嘴笨舌的弟兄们更有把握讨女孩的欢心。时至今日，我的全部缺点在我妻子眼里是暴露无遗了，唯有这份对音乐的敏感和沉湎仍是我妻子认为还同当初一样可爱的。可惜我没有一副好嗓子，更不善登台表演，不然我可能压根不会花那么大力气来当这个作家，而早就乐颠颠地去当歌手了。不过，在日常生活中当个家庭歌手也不错。当我和女儿一边走路一边唱着“胖丫丫，稚妞妞，拉着手儿过沟沟”或者“在山顶那边海底那边有一伙蓝精灵”的时候，我的兴奋一点也不亚于她。我相信，对于充满着各种各样的激情和爱意的人来说，喜爱音乐和歌唱，实在是一桩再自然不过的事情。哪怕你一支歌也不会，那时你也能自己杜撰出一段曲子来哼哼。你需要那样。

听音乐很容易入迷，这不像读书那样容易让人厌倦和疲劳。而且音乐不怕重复，譬如轻歌剧《猫》中的那首人们很熟悉的《记忆》、圣诞歌曲中常有的《小鼓手》和俄罗斯民歌《卡林卡》等等，我不光是一听再听，而且收集了各种唱法的以及改编成轻音乐的又是各种配器各种演奏风格的“版本”。为了让自己有事情做而且乐此不疲，从今年起我几乎天天收听收录调频广播。每天都有一些好曲子让我欢喜，但每天也都有播音员的喋喋不休让我讨厌，而当这许多唠叨夹在乐曲进行中间的时候就更令人气恼了。一个自以为他是够格的听众是根本不需要请别人指导他的听觉的。他是用心感悟，而不是由文字来图解音乐。需要这种图解的人最好是去看动画片而不是听音乐。没有比一段完整的曲子被这些解说词切割得支离破碎更叫人懊丧的事情了。当然调频广播也不总是这样讨人嫌的。如果情况比较理想，我就收录其中的部分曲目，试图像收藏我喜爱的图书那样收藏一样音乐作品。考虑到经济状况，我不能多买唱片，因此从调频广播中收录众多的音乐作品似乎也是一个差强人意的办法。而且我觉得一个好的欣赏者是不该过分计较音响效果的。这是在听音乐而不是听音响。有时，会碰上一首我特别喜欢的乐曲的又一种演奏（或演唱）式样，我就像有了重大发现似的兴奋不已，然后拿出其他的种种来做些比较，不同的节奏，不同的配器，不同的过渡，男声或女声，中音或是低音，多声部或是单声部，等等。这是一件自找的活儿，同时又是一种玩法。这大概是我乐意做得最有玩的意味的工作了。

这其中，我对民歌和富有调侃性的进行曲尤为喜爱。民歌总是老老实实，不耍花腔的，即使有点儿小噱头，那也是老百姓的方式，老百姓的趣味，和约翰·施特劳斯之流那过分花哨的、摆弄技巧的噱头是很不同的。无论如何我不喜欢施特劳斯（除了他的一两首曲子）。几乎每一个社会都因为有它自己的最富代表性的民歌而让一个异国他乡的人对它印象深刻，而且无论哪一国的民歌，只要是好的，总是很黏人的。

说到进行曲，能让我入迷的是那些有幽默感的。骨子里，我对有幽默感的无论什么艺术作品都怀有特殊的好感。进行曲就其本义而言是一种和军队有关的豪迈气概的体现。但如果一味的只是豪迈，可是有点儿傻里傻气，或者也可能是故作好汉状，硬给自己贴胸毛的那种僵硬、造作了。生活中我们常常可以观察到这种愚蠢和造作。而要是你能立在这豪迈的背后有所调侃，态度上有所保留的话，那就是聪明人的真正有活力的豪迈了，是与乐观和豁达联系在一起了。豪迈仍在那里，它并没有跑掉，只是更有生气罢了。《星条旗永不落》、《哥萨克巡逻兵》和《威尔士的人们》这类曲子并不使人在英雄气概的驱策下变得僵硬、鲁莽、冷漠，像一个个木头兵儿，它们更多地令我们以智慧去支持豪迈，而不是以豪迈来摒除智慧。

此外，我还由衷地喜爱现代风格的爵士乐和摇滚乐。音乐要升华人的气概，却不能叫人变得愚呆，同样地，音乐要滋润人的情感，却不该把人弄得过分优雅乃至酸腐。我以为现代音乐大体上是很好地把握了这个分寸的。音乐不再是什么高雅的东西了，音乐已经是每个人自己的事情了；那种甜腻腻的东西不再是主流了，那种假模假样式的柔情和骑士风尚已经大面积地被更富有民间性的现代表达方式所取代。我对“硬壳虫”充满好感，他们是更富有人情味的，哪怕粗糙，哪怕幼稚，哪怕偏颇，却是以它很少矫情而让我同情，也更可能“投入”。它给我一种机会，一种自己许可自己张狂一下的机会。

当然，也有些摇滚乐是酸溜溜加臭烘烘的，我听来大多数港台摇滚乐是这种情况。而且这种情况还早就蔓延到大陆来了。那些所谓摇滚乐里，有的是在现代电子技术上玩的花招，有的是故作深沉或者是故作痛苦，有的是伸腿撩胳膊的动作表演，有的是琳琅悦目的服装——唯独没有音乐！

什么是我所谓的民间性呢？

去听听崔健的歌吧！那才是真正地道也真正值得听的中国大陆的摇滚乐。

音乐并不是音乐家的专利

导 读

对音乐的创造和欣赏是人的高贵之处，古人认为，因为动物知发声而不知自觉控制音，故声、音、乐三者既有联系，又有区别。中国古籍《乐记》中是这样界定的：人有感于人、物和情景而情动于中，形于“说之”、“言之”者，谓之“声”；声有清浊、刚柔、高下、长短的变化，谓之“音”；如既嗟叹，又手舞足蹈的音就是“乐”。

虽然每一个人对音乐的感知能力是有差别的，但对发音的控制和对乐音的喜爱应该是人的意识对存在的反映能力之一。古人说：“凡音之起，由人心生也。人心之动，物使之然也。感物而动，故形于声。”“夫乐者乐也，人情之所以不能免也。乐必发于声音，形于动静，人之道也。”“乐者，音之所由生也；其本在人心之感于物也。是故其哀心感者，其声噍以杀；其乐心感者，其声啴以缓；其喜心感者，其声发以散；其怒心感者，其声粗以厉；其敬心感者，其声直以廉；其爱心感者，其声和以柔；六者非性也，感于物而后动。”因此，我们每一个人都没有必要以“五音不全”、“不识乐谱”、“不会乐器”的理由把自己推到音乐世界之外。也许你没有机会去参加音乐会，也许你根本就不懂得什么叫交响乐，听不出是在用什么乐器演奏，但这都不妨碍你成为一个喜欢音乐的人，因为只要你从音乐那里获得了精神的愉悦和解脱，音乐就是人道，玩音乐与做人并无二致。

阅读材料

玩音乐

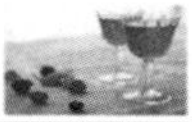

◎叶兆言

我于音乐是门外汉，所谓五音不全。不过有了个怪毛病，就是写作时，耳旁一定要有音乐。音乐伴奏对我有特殊功效，犹如瘾君子嗜烟嗜茶。

不正确的印象记弄不好就把作家给害了。我的朋友李潮在一篇印象记中，把我描写成一个玩音乐的公子哥。《音乐爱好者》的编辑因此上当，非常热心地写信约稿。我这人见了人热情就不好意思，糊里糊涂答应了。答应之后，认认真真想想，才明白谈音乐，自己根本无从谈起。

喜欢音乐实在不值得一说。音乐是个美好的东西，谁都会不由自主地喜欢。我们经常听到这样的神话，诸如奶牛听音乐奶量增高，母鸡听音乐多下蛋，音乐可以治病。喜欢音乐没有任何意义。倒不是不愿附会风雅，说了白说的话最好别说。爱听音乐绝不是什么例外，就好比人爱吃，爱玩，爱看电影。不爱吃，不爱玩，不爱看电影才是例外。人真要想发表声明，应该宣布一些属于例外的东西。比如理直气壮地宣布自己不喜欢音乐。

我最早接触外国音乐，是在1974年。和我的文学起步一样，我染上听西洋古典音乐的习惯，都是受堂哥三午的影响。三午在那年买了架老式的大圆盘的磁带录音机，一头扎进音乐的海洋，到处打听磁带唱片行情。那是一种现在已完全淘汰的录音机，用的是老掉牙的电子管，沙沙的噪音不绝于耳。记得当时一起玩音乐的有翻译家傅惟慈，业余诗人毛头等。只要一听说哪儿有好磁带，兴奋得就像过节，立刻用自行车驮着笨重的录音机去翻录。

1974 年玩音乐是个了不得的享受。那年头是文化的沙漠，甚至耳边听几句样板戏，也有一种聊胜于无的轻松。物以稀为贵，大家没有音乐听，有音乐听的人免不了自我感觉良好，免不了有一种富裕的知足。文化大革命后期，所谓高级知识分子，都有些别人没有享受。据我所知，知识分子尤其是高级知识分子，在当时的遭遇，并不像电影电视上那么悲惨。真正吃苦的，永远是货真价实的工人农民。知识分子吃些苦，那是投资的本钱，迟早能捞回来。

那时候听的都是古典音乐。交响乐之外，便是意大利歌剧。手头备一本丰子恺的《世界十大音乐家》和《音乐家辞典》，一边听，一边按图索骥地对号。对于音乐，至今为此，我仍然说不出什么名堂。只记得当时听得愉快，认认真真坐在那，像小孩子吃冰棒，像好纯情好纯情的姑娘看言情小说，全心全意地喜欢和当真。这种愉快的感觉一直延续到现在。一闲对百忙，再也没有比这更好的享受。人坐定了，放一盘中意的磁带，烦闷时可以出口恶气，疲劳时能够解乏。音乐使人摆脱了孤独感。尤其是在写作期间，万籁俱寂或者噪音袭耳，有时思如泉涌，来不及写，有时江郎才尽，写不出一个字，唯有音乐声在空气中汩汩流动，好像有群小天使在身边飞来飞去，你终于感到自己并非孤立无援。

玩音乐，最好是身临其境，干脆自己就去做个音乐家。其次当票友，虽不下海，能拉会唱其乐无穷。再次是听客，譬如我，就那么老老实实坐在那，认认真真地听。我在音乐方面的素养低得不能再低，先天不足，后天失调，记忆中我似乎没上过什么音乐课。我的少年时代和文化大革命的急风暴雨紧密联系，在学音乐的最好年龄，我因为父母双双突然进牛棚，差一点成了小流浪汉。当时，有几口饭吃就很不错了。

我最害怕的是这样的斥责，那就是你既然不懂音乐，不会玩乐器，不识五线谱，干吗还要听音乐。这是最击中要害的打击，我难免无地自容。好在我没有不懂装懂。喜欢音乐是人的一种天性，音乐并不只是音乐家的专利。就仿佛吃并不只是厨师一个人的事，不是美食家，照样要吃美味佳肴。我常常听到一些绅士的人物在比音响设备，在比彼此收藏的激光唱片。有些人常常把“这机子哪能听，这带子哪能听”挂在嘴上，他们的耳朵比一般人高贵，像喜欢名牌衬衫一样喜欢名牌音像制品，乐曲本身反而显得并不太重要。好是没有底的，依我的傻想法，当我们真需要音乐的时候，当我们的心灵已经随着乐曲在颤动，那熟悉的旋律不断反复，有一点沙沙声，高音或者低音区有那么点小小失真，又有什么大不了。

观乐知风，乐以治心

导读

音乐是人心理的投射，既反映个体的心理状况，也反映社会群体的心理状况。古时已有这样的经验："有道之世，观其音而知其俗矣，观其政而知其主矣，故先王必托于音乐以论其教。"（《吕氏春秋》）"声音之道，于政通矣。""治世之音安，以乐其政和；乱世之音怨，以怒其政乖；亡国之音哀，以思其民困。"（《乐记》）听社会上流行什么样的歌曲和音乐，就可以推知其民情民心，流行歌曲仿佛成了时代青年的脑地图。同样，听人爱唱什么歌亦知其个性之所然，卡拉OK成了观察心理世界的窗口。一首流行歌曲之所以流行，也许是因为它与群体的某种心理原型或潜意识相契合，所以，你唱的时候可能会热血澎湃，情绪激昂，或黯然泪下。

音乐除了具有观察社会群体心理状况的作用之外，还有移风易俗和集体心理治疗的功能。古人曰："移风易俗，莫善于乐。"其实，所谓"风"和"俗"就是民族和集体的习惯行为，移风易俗就是一种行为模式的改变。从某种意义上说，一种流行乐提倡的就是一种人生观、一种情感与行为的模式、一种文化、一种价值观的取向。

音乐既然对人的社会情绪和行为的影响如此之大，那么，就不能不注意有一些音乐对人的情志和行为的不良影响。从儒家的礼教来看，并不是什么音乐都是有益无害的。如《礼记·魏文侯》中说：“郑音好滥淫志，宋青燕女溺志卫音趋数烦志，齐音敖辟乔志。此四者，皆淫于色而害于德，是以祭祀弗用也。”所以，中国民乐大多以平和、柔美、适中、高雅和含蓄为准则，少有冲突和强烈对比。尽善尽美的《韶》和乐而不淫、哀而不伤的《关雎》就被认为是儒家和乐的最高典范。

虽然我们不能将音乐和政治、道德修养等同起来，但是，切记也不要以为音乐仅仅只是娱乐活动而已，它还有治心功能与移风易俗之效应。我们希望有好歌唱，我们也应该多唱好歌好曲，但最起码的是应该允许他人自由地歌唱，允许各种声音的表达和表达方式的多样化。

阅读材料

关于“歌”的断想

◎梁晓声

一切歌不是文化的索引，便是时代的伴唱。是的——一切歌。

歌与音乐的不同，诚如绘画与文学的不同。歌的属性更趋向于文学，而音乐更趋向于绘画。普遍的歌几乎从来是写实的，普遍的音乐大抵是写意的。太平盛世歌是文化的索引，骚荡时代歌是历史的佐证。

先有歌后有音乐这是毫无疑义的。诚如先有绘画后有文学。歌是人类本能的冲动之一种，也是人类普遍的冲动之一种。歌是完全能够普及的，而音乐不能。一切人都有歌唱的权利，而且一切人肯定都歌唱过。但绝非一切人都有才情创作音乐。或都有心思欣赏音乐。比如活在温饱线以下的人。

活在温饱线以下的人尤其要歌唱，但往往排斥音乐。

男愁唱，女愁哭——这句老百姓的话说明唱歌是人的本能。

《礼记·乐记》篇云：治世之音安以乐，其政和；乱世之音怨以怒，其政乖；亡国之音哀以思，其民困。声音之道，与政通矣。

所以古今中外，贤达的君主或执政者，经常是通过人们唱什么来进行社会调查的。而昏聩的君主或执政者，不愿从中领悟什么，便只能采取禁的手段。

中国人唱的歌，远的不提，从“五四”至今，择其十之一二而联串，几乎就是一部缩写的近代史。而且不必借助于解说词，时代背景一听就清楚明白。

《大刀进行曲》、《义勇军进行曲》、《大路歌》、《解放区的天》、《南泥湾》、《就义歌》等等，难道不是歌唱形式的历史么？

建国初那个时代有典型歌曲。

人民公社时代有典型歌曲。

最典型的时代是“文革”时代。所以“文革”时代的歌曲也最具“史”的典型意义。从《造反有理》始，到《文化大革命就是好》终。

《文化大革命就是好》这首歌是极特别的一首歌。绝对是古今中外歌词最短的一首歌。短到只有一句十二个字——“无产阶级文化大革命就是好”。流行于 1976 年。“就是好”三个字唱九遍，喊一遍。也有喊更多遍的。使稍有政治头脑的人听了，便料定再好也该结束了。而流行了三四个月后，“四人帮”果然垮台。成了他们的“哭丧歌”。

八十年代所谓通俗歌曲在中国风起云涌。

“起来，饥寒交迫的奴隶”——《国际歌》是这么唱的。绝大多数中国人已不饥不寒。实事求是地说，也不再是奴隶。并且，物质生活和精神生活，都发生着和正发生着深刻的变化，没有了一唱就起来革命的正当理由。但不是内心里没有困惑，没有迷惘，没有委屈，没有积怨，没有愤懑。这一切都在不同的通俗歌曲中很写实地记录着。通俗歌曲成了诉说方式或情绪宣泄的方式。

十七八披头散发，二十七八电大业大，三十七八要啥没啥……一代青年差不多全是这么活过来的。所以三十七八岁以下的，动辄唱《一无所有》。很有了些什么的“倒爷”、“板爷”们也是喜欢唱《一无所有》的。那乃是因为他们悲叹于没文化没文凭没巩固的社会地位。用他们自己的话说——“穷得只剩下钱了！”正如大学生研究生唱《一无所有》是因为结婚没房子，工资低微穷得只剩下文凭。

通俗歌曲又仿佛是形形色色的一代中国青年的心电图。极有心理分析、心理研究的价值。

《一无所有》是崔健的发矢金曲。最初令人听了有种无奈且凄楚的意味儿。但是后来被他的同行们唱得很痞。不是因为别的，实在是因为腰缠万贯了，再无奈且凄楚地诉说自己“一无所有”，未免显得太矫情、太虚假、太装腔作势，也就只有把它唱痞。《一无所有》实际上已不再属于崔健而属于真正一无所有的青年们。正如杜甫若当了大官住进豪门，《茅屋为秋风所破歌》便实际上已不再属于杜甫而属于真正茅屋为秋风所破的人们。斯言行一棋不足以见智，弹一弦不足以见悲耳。

一曲《黄土高坡》，唱遍大江南北。然而南方所唱，与北方所唱，同调而不同韵而不同格。北方歌星大抵唱得遒劲又苍凉。南方歌星却将它唱得婉约且飘浮。因心态相异。钟鼓之声，怒而击之则武，忧而击之则悲，喜而击之则乐，同样的道理。

通俗歌中有精品。词好，曲也好。它们的流行自有流行的道理。并且，必会较长久地流传下去。正如《水浒》、《三国演义》，是通俗的文学，但不妨碍它们是名著。《一无所有》、《黄土高坡》、《我的家乡并不美》、《信天游》、电视剧《篱笆·女人和狗》的主题歌、《亚细亚的孤儿》等等，都是我所喜爱的。好的通俗歌曲，仅就歌词而言，也大抵是考究的。有独特的美学价值。不好的通俗歌曲我也听过，什么“东北的傻老爷们”之类，纯粹是为痞子们创作的。痞子也是需要唱歌的，甚至更需要唱歌。自然便有人创作合适痞子唱的歌。有吸大麻的，便有贩毒的。旧社会很流行的“提起那王老三，两口子卖大烟，一辈子无有儿，养了个女娇娇”就是媚俗于痞子们的“创作”。

现在通俗歌曲听到得少了。每每打开电视机，最常见到的是蔡国庆。有点儿“文革”时期“南北一作家”的意味儿。少了别的歌星们的比照，蔡国庆的风格，即使再是完美的风格，长此以往，也无所谓风格不风格了。何况就我听来，“奶油小生”的腔调太浓了。而且他所唱，除一二首之外，坦率讲，词很水，曲也很水，似乎属于二三流词曲者们的创作。

我不是一个迷恋通俗歌曲的忠实听众。只不过偶尔听听罢了。偶尔听听，想到了一些社会心理学方面的问题。现在听不大到了，于我不是什么损失，但又想到了另外一些问题，想到了与何以听不到有关的种种问题。而这也是心理学问题。是文艺政策主导人们的心理问题。唱得天地玄黄是心理学问题。一时万马齐喑也是心理学问题。两种心理学的问题摆在一起，我认为后一种问题更是问题。因为证明了心理承受能力太脆弱。

让好的通俗歌曲再回到民众中来吧！既然我们的民众还一时不能都有情绪听古典音乐或现代交响乐。既然他们长着耳朵，总是希望除了新闻、社会主义理论讲座和京剧，还能听到些别的。

有才华的通俗歌曲创作者们，继续创作出好的通俗歌曲吧！十几亿张口，总是要唱些什么的。归根结底，唱是有益于安定团结的。若哪一天，鼓励唱也不唱了，我想，大概不是一件妙事……

音乐是精神的催化剂

导 读

音乐是一种特别的语言，她也许并没有告诉听众应该做什么和怎样做，但她激发了人的某种情感的能量，有助于加速或缓解、整合或理顺聆听者的思维，改变人的感知觉。

贝多芬晚年虽然听力逐渐丧失，但他用心倾听了大自然的声音。《田园交响乐》是贝多芬独一无二的标题性交响乐，它体现了“人与大自然”这一主题，尤其是第四乐章“暴风雨”，第五乐章“暴风雨过后的愉快和感恩的情绪”，反映了作曲家对大自然威严的崇敬和大自然对人的思想感情所起的影响。《田园交响乐》以安宁的颂歌结束，聆听这样的乐曲，恰似一个经过了人生激流暗礁以后的人感到的轻松和净化。音乐对自然的模仿和与人对音乐的感悟是同构的。贝多芬既然在耳朵失聪的情况下都可以用音乐摹写出田园中的丰富声响，那么，我们当然也可以在没有音乐的时候用心感受到音乐的旋律。音乐当然是一种声音，但它不是一般的声音，而是一种激发精神高涨或安静的神奇的力量。

成语有“视而不见”、“听而不闻”之说，这说明人的感知觉既需要五官，也需要大脑的觉醒和认知准备。精神病患者常有幻听、幻视等现象，说明人的大脑可以制造出子虚乌有的意象来，虽然这些虚幻的意象可能给当事人带来精神上的满足，但使人远离了现实。

而音乐却是一种既可以使人进入幻觉，又让人摆脱现实困境的手段。

阅读材料

精神的火花

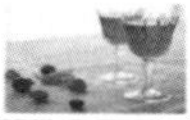

◎何　为

大概是前年，酷爱西洋古典音乐的儿子从欧洲回来，特地带给我一座贝多芬的雕像，一座玉白色的半身石像，从此与我朝夕相对。贝多芬有一张忧郁沉思坚毅的脸，满头波浪似的浓发，有如熊熊燃烧的火焰。在人类精神文明的世界里，贝多芬是不朽的。

常常想起贝多芬的一句哲理名言："音乐应当使人类的精神爆发出火花。"这句话和贝多芬的作品，在过去的黑暗年代，给我以鼓舞和力量。我用整个心灵倾听贝多芬诸多的交响曲和奏鸣曲。《第九交响曲》和《欢乐颂》，是一曲和平胜利和欢乐友谊的宏伟颂歌，庄严神圣的感情洋溢全曲。据报道，全世界没有一个国家，没有一天不演奏或播送《欢乐颂》，它是属于全人类的精神财富。

然而，曾几何时，在我们中华大地上被禁绝了，同所有国外优秀的文化一样视为"糟粕"。我家多年前曾有贝多芬几套完整的交响曲老唱片，都是国际著名的版本，为免于招致意外的灾祸，只能束之高阁，加以隐藏。至今我还记得，那套《命运交响乐》唱片的硬面封套上，有一张很大的贝多芬弥留时面容的浮雕，头发形成一圈月桂形花环，古铜色脸上的双目紧闭，有如进入永恒的深思。

我下乡后，再也见不到这些古典的唱片，只留下永远解不开的怀旧情绪。

那年盛夏，我在山居的日子里，有一段与暴风雨搏斗的经历。那天为了一件急事，从土屋的家里，赶到二十多里外的水北镇上邮电局发电报。途中须经一段长七八里的坡道。这长长一大段山坡，渺无人烟。道旁两侧，满布阴森森的丛林野草，让人产生种种幻想，甚至有点恐怖感。离家时，天色阴沉，走在山坡上，疾风扫过荒草野林，风声呼啸，整个山岭都笼罩在黑压压的云层之下。不久，雷声从天边隆隆滚过，暴风雨奔腾而至。我在荒山独行，四顾水雾茫茫，没有一处可蔽身的所在，只能就近躲在一棵枝叶繁茂的大樟树下，抵御狂风暴雨的侵袭。

就在这一瞬间，贝多芬的《田园交响曲》强有力的旋律和节奏，在我心头骤然间发出回响，我从记忆中听到熟悉的乐曲，在我心灵深处，顿时闪耀着精神的火花。贝多芬晚年严重耳聋，常在维也纳森林散步，感受田园风景和农家风物，这部交响曲来自他对大自然的感悟。此时我仿佛全身心融化在《田园交响曲》的演奏中，经受了一场暴风雨的洗礼，生命得以净化。

这是夏天，暴风雨很快过去了。我浑身湿透，但并不觉得冷。雨过天晴，山野更明净，树梢还滴落着雨珠。从山坡上登高远望，山路的尽头是天涯。我深深呼吸清新的空气，举步前行，继续未完的山程。

音乐改变了你的什么

导　读

音乐不仅可以改变人的情绪，还可以改变人的感知觉和行为，引发欣赏者头脑中意象的形成。战国时期，钟子期可以在俞伯牙的琴声中听出“峨峨兮若太山”和“洋洋兮若江河”的意境已传为千古佳话。现在你想获得这种体验也并不难，只要心情平和，你也可以在《梅花三弄》、《夕阳箫鼓》和《渔舟唱晚》的古琴曲中听出一幅幅优美动人的人文、自然画面来。

现代生活中到处可以看见音乐效应的运用情形。20 世纪 70 年代，农村大修田园和水利时，只见工地红旗飘飘，高音喇叭中播放着激励劳动干劲的战歌；体育竞赛场和奖励大会上，播放着大家熟悉的进行曲；精明的商人经常在商场播放轻松柔和的钢琴曲，使购物的顾客觉得更轻松舒畅，温馨幸福，更有给心爱的人购物的欲望；在教堂播放圣乐，可以使那些去祈祷的人暂时获得一种摆脱红尘的空灵感，让灵魂得到安慰；医院将音乐引进临床，减轻病人在拔牙等手术时的痛苦，在产科播放摇篮曲使小宝宝在婴儿室感受到母亲怀抱中的温馨……音乐只是一种符号，一种颜色，一副眼镜，音乐并没有慰藉人，也没有欺骗人，她改变的只是你对事物的感知觉。

凡是美的东西都是有旋律、节奏的，如果你善于用旋律、节奏去感知世界，那么这个世界就将变得更美好。

阅读材料

秋天的音乐

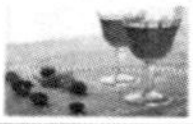

◎冯骥才

你每次上路出远门千万别忘记带上音乐，只要耳朵里有音乐，你一路上对景物的感受就全然变了。它不再是远远待在那里，无动于衷的样子，在音乐撩拨你心灵的同时，也把窗外的景物调弄得易感而动情。你被种种旋律和音响唤起的丰富的内心情绪，这些景物也全部神会地感应到了，它还随着你的情绪奇妙地进行自我再造，你振作它雄浑，你宁静它温存，你伤感它忧患，也许同时还给你加上一点人生甜蜜的慰藉，这是真正知友心神相融的交谈……河湾、山脚、烟光、云彩、一草一木，所有细节都浓浓浸透你随同音乐而流动的情感，甚至它一切都在为你变形，一幅幅不断变幻地呈现出你心灵深处的画面。它使你一下子看到了久藏心底那些不具体、不成形、朦胧模糊被时间湮没了的感受，于是你更深深坠入被感动的旋涡里，享受这画面、音乐和自己灵魂三者融为一体的特殊感觉……

秋天十月，我松松垮垮套上一件粗线毛衣，背个大包，去往东北最北部的大兴安岭。赶往火车站的路上，忽然发觉只带了录音机，却把音乐磁带忘记在家，恰巧路过一个朋友的住处，他是音乐迷，便跑进去向他借。他给我一盘说是新翻录的，都是“背景音乐”。我问他这是什么曲子，他怔了怔，看我一眼说：

“秋天的音乐。”

他多半随意一说，搪塞我。这曲名，也许是他看到我被秋风吹得松散飘扬的头发，灵机一动得来的。

火车一出山海关，我便戴上耳机听起这秋天的音乐。开端的旋律似乎熟悉，没等我怀疑它是不是真正的描述秋天，下巴发懒地一蹭粗软的毛衣领口；两只手搓一搓，让干燥的凉手背给湿湿的热手心舒服地摩擦摩擦，整个身心就进入了秋天才有的一种异样的温暖甜醉的感受里了。

我把脸颊贴在窗玻璃上，挺凉，带着享受的渴望往车窗外望去，秋天的大自然展开一片辉煌灿烂的景象。阳光像钢琴的音乐洒在这收割过的田野上，整个大地像生过婴儿的母亲，幸福地舒展在开阔的晴空下，躺着，丰满而柔韧的躯体；从麦茬里裸露出浓厚的红褐色是大地母亲健壮的肤色；所有树木都在炎夏的竞争中把自己的精力膨胀到头，此刻自在自如地伸展它优美的枝条；所有金色的叶子都是它的果实，一任秋风翻动，煌煌夸耀着秋天的富有。真正的富有感，是属于创造者的；真正的创造者，才有这种潇洒而悠然的风度……一只鸟儿随着一个轻扬的小提琴旋律腾空飞起，它把我引向无穷纯净的天空。任何情绪一入天空便化作一片博大的安寂。这愈看愈大的天空有如伟大哲人恢宏的头颅，白云是他的思想。有时风云际会，会闪出一道智慧的灵光，响起一句警示世人的哲理。此时，哲人也累了，沉浸在秋天的松弛里。它高远，平和，神秘无限。大大小小、松松散散的云彩是他思想的片断，而片断才是最美的，无论思想还是情感……这千形万状精美的片断伴同空灵的音响，在我眼前流过，还在阳光里洁白耀眼。那乘着小提琴旋律的鸟儿一直钻向云天，愈高愈小，最后变成一个极小的黑点儿，忽然“噗”地扎入一个巨大、蓬松、发亮的云团……

我陡然想起一句话：

“我一扑向你，就感到无限温柔呵。”

我还想起我的一句话：

“我睡在你的梦里。”

那是一个清明的早晨，在实实在在的酣睡一夜醒来时，正好看见枕旁你朦胧的、散发着香气的脸说的。你笑了，就像在荷塘里、雨里、雾里悄然张开的一朵淡淡的花。

接下去的温情的和弦，带来一片疏淡的田园的风景。秋天消解了大地的绿，用它中性的调子，把一切色泽调匀。和谐又高贵，平稳又舒畅，只有收获过了的秋天才能这样静谧安详。几座闪闪发光的麦秸垛，一缕银蓝色半透明的炊烟，这儿一棵那儿一棵怡然自得站在平原上的树，这儿一只那儿一只慢吞吞吃草的杂色的牛。在弦乐的烘托中，我心底渐渐浮起一张又静又美的脸。我曾经用吻像画家用笔那样勾勒过这张脸：轮廓、眉毛、眼睛、嘴唇……这样的勾画异常奇妙，无形却深刻地记住。你嘴角的小涡、颤动的睫毛、鼓脑门和尖俏下巴上那极小而光洁的平面……近景从眼前疾掠而过，远景跟着我缓缓向前，大地像唱片慢慢旋转，耳朵里不绝地响着这曲人间牧歌。

一株垂死的老树一点点走进这巨大唱片的中间来。它的根像唱针，在大自然深处划出一支忧伤的曲调。心中的光线和风景的光线一同转暗，即使一湾河水强烈的反光，也清冷，也刺目，也悲凉。一切阴影都化为行将垂暮秋天的愁绪；萧疏的万物失去往日共荣的激情，各自挽着生命的孤单；篱笆后一朵迟开的小葵花，像你告别时在人群中伸出的最后一次招手，跟着被轰隆隆前奔的列车甩到后边……春的萌动、战栗、骚乱，夏的喧闹、蓬勃、繁华，全都消匿而去，无可挽回。不管它曾经怎么辉煌，怎样骄傲，怎样光芒四射，怎样自豪地挥霍自己的精力与才华，毕竟过往不复。人生是一次性的，生命以时间为载体，这就决定人类以死亡作为结局的必然悲剧。谁能把昨天和前天追回来，哪怕再经受一次痛苦的诀别也是幸福，还有那做过许多傻事的童年，年轻的母亲和初恋的梦，都与这老了的秋天去之遥远了。一种浓重的忧伤混同音乐漫无边际地散开，渲染着满目风光。我忽然想喊，想叫这列车停住，倒回去！

突然，一条大道纵向冲出去，黄昏中它闪闪发光如同一支号角嘹亮吹响，声音唤来一大片拔地而起的森林，像一支金灿灿的铜管乐队，奏着庄严的乐曲走进视野。来不及分清这是音乐还是画面变换的缘故，心境陡然一变，刚刚的忧愁一扫而光。当浓林深处一棵棵依然葱绿的幼树晃过，我忽然醒悟，秋天的凋谢全是假象！

它不过在寒飚来临之前把生命掩藏起来，把绿意埋在地下，在冬日的雪被下积蓄与浓缩，等待下一个春天里，再一次、加倍地挥洒与铺张！远远山坡上，坟茔，在夕照里像一堆火，神奇又神秘，它哪里是埋葬一具尸体或一个孤魂？既然每个生命都在创造了另一个生命后离去，什么叫作死亡？死亡，不就是一种生命的转换、旋律的变化、画面的更迭吗？那么世间还有什么比死亡更庄严、更神圣、更迷人？为了再生而奉献自己的伟大的死亡呵……

秋天的音乐已发出神殿的声音；这壮美崇高的轰响，把我全部身心都裹住，都净化了。我惊奇感觉自己像玻璃一样透明。

这时，忽见对面坐着两位老人，正在亲密交谈。残阳把他俩的脸晒得好红，条条皱纹都像画上去的那么清楚。人生的秋天！他们把自己的青春年华、所有精力为这世界付出，连同头发里的色素也将耗尽，那满头银丝不是人间最值得珍惜的么？我瞧着他俩相互凑近、轻轻谈话的样子，不觉生出满心的爱来，真想对他俩说些美好的话。我摘下耳机，未及开口，却听他们正在议论关于单位里下级和下级的事，哪个连着哪个，哪个与哪个明争暗斗，哪个可靠哪个更不可靠，哪个是后患而必须……我惊呆了，以致再也听不下去，赶忙重新戴上耳机，打开音乐，再听，再放眼窗外的景物，奇怪，这一次，秋天的音乐，那些感觉，全没了。

“艺术原本是欺骗人生的。”

在我返回家里，把这盘录音带送还给我那朋友时，把这话告诉他。

他不知道我为何得到这样的结论，我也不知道他为何对我说：

“艺术其实是安慰人生的。”

后 记

经过几年像工蜂酿蜜似的积累，终于有了几册由散文配制的心灵处方，心中长久积聚的一股苦涩和愁绪顿时变成了一种甘甜。我似乎看到了那些为心理病毒侵袭的树木花草在文学春雨的滋润下渐渐长出了有生命力的、带着希望的嫩叶和花蕊。

我记得高尔基说过，文学的目的就是要使人高尚起来。我想心理健康的最高目的与文学的追求是殊途同归的。我非常感谢那些写出美文、不经意为我的病人开出心灵处方的文人墨客，他们的睿智和幽默肯定比苦涩的药物更利于开启人的心智。在暖暖的阳光下，斜斜地躺在靠椅上，细细地品味这慢慢道来、娓娓动听的优美词句，那情景、那感觉、那心动，无异于最美的一种享受。

我还要衷心地感谢为收集这些美文，帮助文稿校对，查对出处而付出辛勤劳动的亲人和学生；感谢袁冰凌编辑为解决版权和发行问题所作的努力；还要特别感谢那些慕名而来，求医问药的病友们，感谢他们对一个心理医生的无比信任，是他们让我更了解人生百态，感悟人生的真谛。我谨将本书献给我终生爱好阅读的敬爱的父亲、姐姐与兄长，他们是我从小爱好阅读的榜样，献给所有关心和帮助过我的亲朋好友、老师和病友们！

邱鸿钟

丙戌年正月二十八

于羊城白云山鹿鸣湖畔

敬 告 作 者

《阅读心理治疗》是一套很有意义的丛书。本丛书所选的文章大多数已通过中华版权代理总公司取得了著作权人的授权，但仍然有部分作者无法联系上。对此我们深表歉意，敬请作者或著作权人予以谅解，并请主动与我们联系稿酬兑付及样书寄送等事宜。